Todesdoppel

Caroline Parker

Impressum

Dieses Werk ist reine Fiktion. Jegliche Ähnlichkeiten mit lebenden oder verstorbenen Personen sowie Schauplätzen sind zufällig und nicht beabsichtigt. Alle darin beschriebenen Vorkommnisse sind frei erfunden.

Korrektorat/Lektorat: Heidemarie Rabe
Covergestaltung © Catrin Sommer – rauschgold.com
Covermotiv © shutterstock.de, 42381487, @Grischa Georgiew

Caroline Parker
12247 Berlin
Email - **Caroline.parker001yahoo.com**
Blog – **carolineparker.blog**
Instagram: **caroline.parker.krimis**
Facebook: **Caroline Parker** oder **carolineparker.autorin**

ISBN - 978-3-948092-10-8

Für A. und F.

Prolog

Sie zitterte so stark, dass sie Angst hatte, Kira aufzuwecken. Doch egal, wie sehr sie sich anstrengte, jeder Versuch scheiterte, ihre Arme oder Beine unter Kontrolle zu bekommen. Fühlte sich so der Tod an?

Sie hatte gedacht, sie sei in Sicherheit. Die Vorkehrungen, die sie getroffen hatten, waren perfekt gewesen. Bis sie es nicht mehr gewesen waren.

Sie musste wie so oft an den Horrorfilm denken, den sie im Haus einer Klassenkameradin gesehen hatten. Sie war selten zu jemandem eingeladen worden, noch seltener hatte sie die Einladung angenommen. Alles nur, um unter dem Radar zu bleiben. Doch damals, an jenem Nachmittag hatte sie nicht widerstehen können. Jonas, der Junge aus ihrer Klasse, in den sie seit Monaten verliebt gewesen war, war ebenfalls dort gewesen. Natürlich hatte er sie nicht bemerkt, wie auch? Es war ihre Spezialität geworden, unsichtbar zu sein. In dem Film, den sie gesehen hatten, waren unzählige Menschen gestorben, begleitet von den aufgeregten Rufen der Teenager, die heimlich ein Horror-Movie schauten, für das sie nicht alt genug waren. Sie selber hatte kaum auf den Film geachtet. Sie hatte die ganze Zeit gedacht, dass ihr eigenes Leben schlimmer als jeder

Horrorfilm sei.

Sie begann zu schwitzen. Am liebsten hätte sie sich den gelben Schlafanzug vom Leib gerissen. Der widerliche Geschmack in ihrem Mund brachte sie fast um. Die Toiletten waren nachts offen. Wenn sie Glück hatte, würde sie es unbemerkt dorthin schaffen, etwas Wasser aus dem Hahn trinken und sich wieder ins Bett legen. Wasser würde helfen. Sie stand auf und merkte, wie der Boden unter ihren Füßen schwankte, als stünde sie auf einem Schiff, das bei hohem Wellengang auf und ab schaukelte. Sie ließ sich zurück auf ihr Bett fallen und würgte.

Wie hatte er sie gefunden? Woher hatte er gewusst, wo er ihr auflauern musste, um sie zu zwingen, das widerliche Zeug zu trinken? Er musste sie beobachtet und herausbekommen haben, dass sie am Nachmittag raus durfte. 30 Minuten. Alleine. Jeden Tag zu einer anderen Zeit. Bloß keine Routine. Wahrscheinlich hatte er auf sie gewartet, es war nicht schwer, auf dem Gelände unauffällig zu warten. Jeder war mit sich beschäftigt, mit dem, was er gleich erfahren würde.

Hatte er sie vergiftet? Natürlich. Was sonst. Ihr Herz raste, jetzt war ihr auch im Sitzen schwindelig. Sie musste raus aus dem Zimmer. Sie musste jemandem sagen, dass sie krank war. Man würde ihr helfen. Wenn man ihr hier nicht helfen konnte, wo dann? Sie hatte plötzlich Sehnsucht nach ihrem eigenen Bett. Sehnsucht nach der kleinen Puppe, die darauf saß, die ihrer Urgroßmutter gehört hatte.

Sie stand wieder auf, hielt sich an der Lehne ihres Bettes fest. Sie nahm zwei kleine Kissen und stopfte sie unter die Decke, damit niemand merkte, dass sie nicht im Zimmer war. Man wusste nie, wann man kontrolliert wurde. Hätte sie die Puppe nur mit hierher genommen. Ihr Kopf funktionierte nicht mehr.

Sie konnte nicht mehr klar denken. Wo war die Puppe?

Mit Mühe erreichte sie die Tür und hielt inne. Nein. Sie konnte nicht rausgehen. Wenn sie um Hilfe bat, würde sie sagen müssen, was passiert war. Ihr Geheimnis, für das sie so gekämpft hatten, um es zu schützen, jeder würde es wissen. Dann waren sie alle in Gefahr. Hätte sie die Puppe nur mitgenommen.

Sie würde etwas Wasser trinken und zurück ins Zimmer gehen. Im Flur musste sie sich gegen die Wand lehnen, um nicht umzukippen. Ein stechender Schmerz ging erst durch ihren Bauch, dann durch ihren Kopf, als reise er von einem Körperteil zum anderen. Sie wusste, dass es vorbei war.

Wenn sie jetzt starb, würde ihr Geheimnis ebenfalls ans Licht kommen. Trotz allem, was sie unternommen hatten, war die Drohung, dass er sie umbringen würde, immer unwirklich geblieben. Sie wusste jetzt, dass es keine leere Drohung gewesen war. Dass er bereit war, alles zu tun, um *sein* Geheimnis zu schützen.

1.

„Ich hasse diesen Fall schon jetzt.“

Hauptkommissar Falk von Heeren trommelte auf das Lenkrad und schaute genervt auf die Anzeige des Navigationsgeräts.

„Das sagst du bei jedem Fall“, antwortete seine Kollegin Amaryllis Winter gelassen.

„Verfluchter Stau. Jeden gottverfluchten Tag ist hier Stau. Wofür gibt es eigentlich eine Senatsverwaltung für Verkehr in dieser Stadt, wenn die es nicht mal schaffen, seit Jahren bekannte Verkehrsknotenpunkte zu entschärfen.“

„Du kannst es nicht ändern, reg dich ab. Das nennt man Berufsverkehr und so gerne ich auf Berlin schimpfe, den gibt es in jeder Großstadt. Und falls ich dich daran erinnern darf: Du fährst hier gar nicht jeden Tag lang. Ich für meinen Teil bin nicht sonderlich scharf darauf, überhaupt anzukommen und die Ermittlungen aufzunehmen.“

Amaryllis sah ihren Partner an, der nickte. „Das kannst du laut sagen. Wie gesagt, ich hasse diesen Fall jetzt schon, dabei wissen wir nicht viel mehr, als dass ein junges Mädchen tot ist.“

Die beiden Kommissare der Berliner Mordkommission waren auf dem Weg in das Augustus-Klinikum im Bezirk Wedding. Die Autobahnausfahrt an der Seestraße war genauso verstopft, wie es täglich in den Berliner Verkehrsnachrichten zu hören war. Die Mordkommission war eine Stunde zuvor von der zuständigen Polizeistelle informiert worden, dass ein junges Mädchen am frühen Morgen tot in der Abteilung für Kinder- und Jugendpsychiatrie aufgefunden worden war.

Ein anwesender Arzt hatte alles versucht, sie wiederzubeleben, jedoch ohne Erfolg. Da nicht ausgeschlossen werden konnte, dass das Mädchen keines natürlichen Todes gestorben war, war die Polizei informiert worden. Die zuerst im Klinikum eingetroffenen Beamten hatten sich nicht festlegen wollen, ob es sich um Selbstmord, Mord oder eventuell doch einen natürlichen Tod handelte und entsprechend die Mordkommission informiert.

„Ich frage mich, wie ein Kind im Krankenhaus gewaltsam sterben kann", überlegte Amaryllis laut. „Und dazu auf einer Station wie der Kinder- und Jugendpsychiatrie. Wahrscheinlich habe ich ein vollkommen falsches Bild davon, wie es auf so einer Station abläuft. Hättest du nicht auch gedacht, dass die Kinder dort ständig überwacht werden?"

„Tja, das sind die Klischees. Eine Freundin meiner Töchter war eine Zeitlang in einer Klinik für psychisch kranke Kinder. Allerdings irgendwo am Bodensee, nicht in Berlin. Sie hatte und hat leider immer noch eine Essstörung, Magersucht. Das Mädchen sieht aus wie ein Gespenst. Sie wurde in der Klinik engmaschig betreut, hat es aber trotzdem geschafft, ihre Betreuer mit dem Essen immer wieder auszutricksen. Und wir sprechen hier von einer Privatklinik, wo es wahrscheinlich eine Menge mehr Personal gibt als in den Berliner Krankenhäusern."

Falk trat heftig auf das Gaspedal und der Wagen machte einen Ruck, den Amaryllis mit Kopfschütteln quittierte.

„Ich wollte schnell über die orange Ampel, damit wir endlich vorankommen“, entschuldigte sich Falk. „In unseren Köpfen ist die Idee von perfekter Betreuung von psychisch auffälligen Jugendlichen, und die stimmt mit einer Realität sicher nicht überein, in der Erzieher und Pflegekräfte Mangel sind wie in allen anderen Bereichen auch. Um es kurz zu sagen: Ja, man könnte auf die Idee kommen, dass gerade in der Psychiatrie keine Kinder ermordet werden könnten, aber auch nur, wenn man glaubt, Weihnachtsmann und Osterhase tauschen ihre Geschenklisten aus, damit es keine bösen Überraschungen gibt.“

Zwanzig Minuten später hatten die beiden Kommissare ihr Ziel endlich erreicht, Falk stoppte seinen Wagen vor einer Schranke und zeigte dem Pförtner seinen Dienstausweis.

Dieser seufzte und schüttelte den Kopf. „Tut mir leid, aber ich kann Sie nicht auf das Gelände lassen. Wir sind durchaus Polizei auf dem Campus gewöhnt, hier werden öfter mal Straftäter behandelt oder Betrunkene hergebracht, aber was hier heute abgeht, so was habe ich noch nie erlebt.“

„Wie meinen Sie das?“, fragte Falk nach. „Ich kenne das Klinikum ganz gut. Meine Töchter wurden hier geboren, das Gelände ist riesig, da werden wir wohl einen Parkplatz finden.“

„Leider nicht. Es sind bereits mindestens fünf Polizeiwagen hier, kurz vor Ihnen sind zwei Wagen der Spurensicherung angekommen. Irgendwo brauchen wir Parkplätze für unsere Patienten, zum Beispiel die, die nicht laufen können. Die Pfleger können nicht alle mit einem Rollstuhl an der Einfahrt abholen. Fahren Sie ins Parkhaus, ich entwerte Ihnen den Parkschein später, dann zahlen Sie nur zwei Euro für die erste Stunde.“

Während er sprach, sah Amaryllis aus dem Augenwinkel ein Paar hastigen Schrittes an dem Pförtnerhaus vorbeilaufen, das sich in der Mitte zwischen Ein- und Ausfahrt befand. Die beiden trugen jeweils eine große Tüte und hielten die Köpfe gesenkt, als wollten sie nicht erkannt werden.

„Oh je. Das sind die Eltern des ermordeten Mädchens", bemerkte der Pförtner mitleidig, was ihm einen irritierten Blick von Falk einbrachte.

„Woher wissen Sie, dass ein Mädchen tot ist?", fragte er.

„Was glauben Sie, wie lange es dauert, bis sich so etwas herumgesprochen hat? Und was macht sonst ein Großaufgebot der Polizei hier?", fragte der Mann leicht verächtlich zurück.

„Kennen Sie die Eltern von allen Patienten?" Man konnte Falk anmerken, dass ihn die Antwort geärgert hatte.

„Die Gesichter der Langzeitpatienten und ihrer Angehörigen lernt man selbst in einem großen Krankenhaus wie dem Augustus kennen, glauben Sie mir. Die Frau habe ich ehrlicherweise gesagt noch nie gesehen, aber der Vater, der war vor ungefähr zwei Wochen das erste Mal hier und hat sich seitdem sicher jeden zweiten Tag einen Besucherausweis bei mir abgeholt. Ist mir vor allem aufgefallen, weil das Mädel sonst so wenig Besuch bekommen hat, höchstens von einem Onkel, der sie manchmal am Wochenende mitgenommen hat. Armes Ding. Man möchte sich gar nicht vorstellen, was in der Familie alles vorgefallen ist", antwortete der Mann und sah dem Paar hinterher. „Theoretisch bräuchten die heute auch einen Besuchsschein, um auf die psychiatrische Station zu kommen, aber unter den Umständen kann ich ihnen wohl kaum hinterherschreien."

Falk nickte, ließ es bei dieser Antwort bewenden und lenkte den Wagen in Richtung Parkhaus. „Das hätten wir uns denken können. Mord in einem Krankenhaus, dazu das bekannte Augustus-Klinikum, ein junges Mädchen und als Sahne auf der Kirsche die Kinder- und Jugendpsychiatrie. Wenn ich gesagt habe, dass ich den Fall jetzt schon hasse, möchte ich mir gar nicht das Gesicht von Neustädt vorstellen, wenn er morgen die Zeitungen aufschlägt. Wahrscheinlich findet er sich sogar in der internationalen Presse wieder. Das wird ihm seinen Urlaub schön verderben."

Hubert Neustädt war der Leiter der Berliner Mordkommission und damit Vorgesetzter von Falk und Amaryllis. Seine Karriere bei der Polizei war makellos und Neustädt hatte während seiner Zeit als aktiver Ermittler als kompetent, intuitiv und zielsicher gegolten. Seit er zum Chef der Mordkommission aufgestiegen war, schien sein Fokus vor allem auf der Berichterstattung der Presse über seine Abteilung zu liegen. Ein Fall, der das Potential hatte, über einen längeren Zeitraum die Titelseiten der Zeitungen füllen, war für ihn einer der größten Albträume.

„Neustädt hat zwei Wochen Urlaub, wenn der vorzeitig zurückkommt, drehe ich durch, ich brauche dringend eine Pause von seinem ewigen Gezeter, wie faul wir sind und dass ohne ihn nichts laufen würde", kündigte Amaryllis an, während sie in ihrer Tasche nach dem kleinen Notizbuch suchte, das sie immer bei sich trug.

„Ich frage mich, was die Eltern mit den Tüten wollten. Die können unmöglich als Erstes daran denken, die Sachen ihrer Tochter mit nach Hause zu nehmen" murmelte sie nachdenklich, erhielt aber keine Antwort von ihrem Kollegen, der sich auf die Suche nach einem freien Parkplatz konzentrierte.

Einige Minuten später standen die beiden Kommissare vor

einer Übersichtstafel, auf der alle Stationen und Abteilungen des weitläufigen Klinikums aufgeführt waren. Während Amaryllis die Namen las, deutete Falk auf ein Gebäude, vor dem mehrere Streifenwagen der Polizei standen.

„Du kannst dir das Lesen sparen, ich weiß, wo wir hinmüssen“, erklärte er.

Sie waren gerade losgelaufen, als Amaryllis auf der anderen Straßenseite das Paar erneut bemerkte, das der Pförtner als die Eltern des toten Mädchens identifiziert hatte. Die beiden gingen mit gesenkten Köpfen wieder schnellen Schrittes in Richtung Ausgang.

Sehr merkwürdig, die haben es extrem eilig, dachte Amaryllis und entschied, dass der Mann an der Pforte sich geirrt haben musste. Es war unmöglich, dass die Eltern in der Kürze der Zeit ihre tote Tochter gesehen hatten, ihre Fragen beantwortet und die wichtigsten Dinge geregelt worden waren. Er musste sie verwechselt haben. Sie wollte Falk auf ihre Beobachtung aufmerksam machen, doch ihr Kollege lief ein ganzes Stück vor ihr und sie musste sich beeilen, ihn einzuholen.

2.

Die Station für Kinder- und Jugendpsychiatrie befand sich im zweiten Stock eines modernen Neubaus, der merkwürdig zwischen mehreren älteren kleinen Gebäuden anmutete. Vor dem Eingang standen zwei Polizisten, die ankommende Besucher kontrollierten.

„Guten Morgen, haben Sie einen Termin heute in der Kinderklinik?“, fragte einer der Beamten Amaryllis, die ihm statt einer Antwort ihren Dienstausweis zeigte.

„Sorry, wir müssen jeden kontrollieren und haben strikte Anweisung keine Besucher reinzulassen. Nur die Leute mit Terminen oder Lieferanten, die sich ausweisen können. Keine schöne Aufgabe. Polizeimeister Richert von der zuständigen Wache“, stellte er sich vor und deutete auf eine mehrere Seiten lange Liste mit Namen und Terminen, die er in der Hand hielt. „Wir mussten schon einige Eltern abweisen, die ihre kranken Kinder besuchen wollen.“

„Da haben Sie heute keinen leichten Job“, stimmte Amaryllis ihm zu. „Irgendwelche Besonderheiten?“

„Allerdings!“, sagte der Mann mit einem verächtlichen

Schnauben. „Ich gehe mal davon aus, dass das eine dieser besonders dreisten Reporterinnen war, die Wind von dem vermutlichen Mord im Krankenhaus bekommen hat. Jedenfalls kam vor ein paar Minuten eine Frau hier an, hat sich als die Mutter des toten Mädchens ausgegeben und wollte, ohne sich auszuweisen, einfach durchmarschieren. Fast wäre sie damit durchgekommen, Gott sei Dank haben wir uns an unsere Anweisungen gehalten und ihre Personalien trotzdem kontrolliert. Sie war eindeutig nicht die Mutter des Kindes, deren Name steht ganz oben auf unserer Liste von Leuten, die wir reinlassen dürfen."

„Wer war die Frau dann?", hakte Amaryllis nach.

„Wir haben Namen und Telefonnummer notiert, einen Ausweis hatte sie nicht dabei. Sie hat gesehen, dass sie wegkam, nachdem wir ihr gesagt haben, dass wir wissen, dass sie nicht die Mutter ist."

Amaryllis überlegte einen Moment, ob die beiden Polizisten die Frau hätten auffordern müssen, sich für eine Befragung weiter vor Ort aufzuhalten, war sich aber nicht schlüssig. Die Wahrscheinlichkeit, dass es sich tatsächlich um eine findige Journalistin oder eine Schaulustige gehandelt hatte, war hoch. Andererseits war nicht auszuschließen, dass die Frau eine Zeugin war und etwas über den Fall wusste.

Wenigstens haben die beiden die Personalien aufgenommen, dachte sie. *Bleibt nur zu hoffen, dass die echt sind.*

„Die richtigen Eltern des Mädchens müssen kurz nach der Frau hier gewesen sein", fragte sie aus einem Gefühl heraus und war überrascht, als der Kollege den Kopf schüttelte.

„Hier sind sie nicht reingegangen, das wüsste ich."

Amaryllis sah ihren Partner an, doch Falk zuckte mit den Schultern.

„Der Pförtner wird sich geirrt haben", vermutete er, wie sie selber zuvor auch schon gedacht hatte. „Der mag zwar glauben, dass er die Langzeitpatienten und ihre Angehörigen kennt, aber da kann man sich leicht täuschen. Oder er ist einfach ein Wichtigtuer. Gibt es mehr als genug davon auf dieser Welt."

Irgendetwas stimmt mit den vermeintlichen Eltern nicht, überlegte Amaryllis. Sie hatte das ungute Gefühl, dass die Frau, die der Pförtner für die Mutter des toten Mädchens gehalten hatte und die Frau, die sich am Eingang bei den beiden Polizisten nicht korrekt hatte ausweisen können, identisch waren.

Du siehst zu schwarz, konzentrier dich lieber erst mal auf die Fakten, die du gleich vor Ort sehen und hören wirst, wies sie sich selber in Gedanken zurecht.

Dennoch schaute sie sich in der großen Eingangshalle der Kinderklinik um, als könne sie die Frau dort irgendwo entdecken, aber die Halle war dank der strengen Polizeikontrollen wie leer gefegt.

Was, wenn die Frau etwas mit dem Mord an dem Mädchen zu tun hatte, schoss es ihr durch den Kopf. War die Täterin an den Ort des Geschehens zurückgekehrt?

3.

Einige Minuten später standen die beiden Kommissare vor der Station der Kinder- und Jugendpsychiatrie. Ein großes buntes von einem Kind gemaltes Bild mit Blumen und Schmetterlingen hing an der Tür, konnte den anderen Zetteln mit Regeln und Hinweisen zum Besuch auf der Station allerdings die Ernsthaftigkeit nicht nehmen. Auch vor dieser Glastür standen zwei uniformierte Beamte, die Amaryllis und Falk passieren ließen, nachdem sie sich ausgewiesen hatten.

„So viele weiße Kittel habe ich selten auf einem Fleck gesehen“, murmelte Falk, nachdem sie die Station betreten hatten.

Eine Tischtennisplatte und zwei Sofas mit bunten Kissen, die vor den Glasscheiben zu einem Innenhof standen, konnten über den Krankenhauscharakter der Abteilung nicht hinwegtäuschen. Im Flur standen mehrere Ärzte, die sich von den Mitarbeitern der Spurensicherung nur dadurch unterschieden, dass sie nicht komplett in weiße Schutzanzüge gehüllt waren. Ein Mann mit vollem grauem Haar und einer markanten roten Brille eilte auf sie zu.

„Sie müssen die Herrschaften von der Mordkommission sein. Ich bin Professor Frank Albrecht, ich leite die Kinder- und Jugendpsychiatrie am Augustus-Klinikum. Bitte folgen Sie mir in mein Büro, hier ist das totale Chaos ausgebrochen, wir müssen möglichst schnell im Sinne unserer Patienten wieder zu einem normalen Zustand zurückkommen."

Er deutete hektisch auf eine Tür neben einem großen Glaskasten, in dem sich zahlreiche Personen aufhielten. „Ich rufe schnell Frau Tucher dazu. Sie hat Ella heute Morgen gefunden."

Professor Albrecht winkte eine Frau in Straßenkleidung zu sich, die sich kurz darauf als Mara Tucher vorstellte.

„Ich bin Pflegerin auf der Station. Falls Sie sich wundern, warum hier niemand eine Schwesternuniform oder Ähnliches trägt, das ist so, damit die Kinder sich ein bisschen weniger wie im Krankenhaus fühlen, die meisten sind immerhin ein paar Monate bei uns."

Sie hatte die Frage damit beantwortet, bevor Amaryllis sie stellen konnte.

„Gehen wir in mein Büro", drängte Professor Albrecht und öffnete die Tür. „Es muss nicht jeder hören, was wir zu besprechen haben, das Ganze ist so schon schlimm genug, ohne dass die Patienten alles mitkriegen."

Der Mann erinnerte Amaryllis in seiner Aufgeregtheit und dem Bestreben, alles so unauffällig wie möglich zu halten, an ihren eigenen Chef Hubert Neustädt.

Wahrscheinlich bekommt Professor Albrecht morgen früh, wenn er die Zeitung aufschlägt und die Schlagzeilen über seine Abteilung sieht, ebensolches Herzrasen wie Neustädt, dachte sie.

Das Arbeitszimmer des Leiters der Kinder- und

Jugendpsychiatrie war ein schlichter Raum mit einem Tisch und sechs Stühlen. An den Wänden waren mehrere Whiteboards angebracht, auf denen diverse Gefühle wie Liebe, Wut und Trauer geschrieben waren, darunter die Definitionen der Emotionen.

„Das ist natürlich nicht wirklich mein Büro, das befindet sich im Verwaltungsteil der Klinik, hier spreche ich mit den Patienten und ihren Eltern“, beeilte der Mediziner sich zu erklären, während Amaryllis und Falk Platz nahmen.

„Frau Tucher, Sie haben das Mädchen heute Morgen gefunden?“, eröffnete Falk das Gespräch.

Die Pflegerin nickte. Mara Tucher war eine leicht korpulente Frau mit hellbraunen Haaren und auffälligen ebenso hellbraunen Augen, die fast ein wenig an Bernstein erinnerten. Ihre Haut war mit Sommersprossen übersät, die normalerweise ein Blickfang in ihrem Gesicht gewesen wären, aber von einem auffälligen Nasenpiercing überstrahlt wurden. Erst jetzt fiel Amaryllis auf, dass die Pflegerin, die sie auf Mitte 30 schätzte, an den Armen stark tätowiert war, was man wegen ihres kurzärmeligen T-Shirts gut erkennen konnte.

„Ich bin um sechs Uhr zum Frühdienst gekommen, wir besprechen uns als Erstes immer kurz mit den Kollegen der Nachtschicht, dann gehen wir leise durch die Zimmer und kontrollieren, ob alle in ihren Betten sind, bevor wir die Kinder um 06:30 Uhr wecken.“

Die Frau hörte auf zu sprechen und Amaryllis bemerkte, dass sie leicht zitterte. Es war kühl im Besprechungszimmer von Professor Albrecht, da alle Fenster geöffnet waren und die frische Herbstluft hereinließen. Die Kommissarin vermutete jedoch, dass das Zittern eher auf die Erlebnisse am Morgen zurückzuführen war.

„Bei Ihrem Rundgang haben Sie bemerkt, dass das Mädchen nicht in seinem Bett war?“, fragte Falk weiter. „Können Sie uns bitte den vollen Namen und das Alter des Opfers sagen? Bislang haben wir nur den Namen Ella gehört. Die Dienststelle hatte den vollständigen Namen nicht, als sie uns informiert hat.“

„Elisabeth Margot Heisig, genannt Ella. Sie hat ihren Vornamen gehasst und wenn jemand gewagt hat, sie damit anzusprechen, hat sie denjenigen komplett ignoriert“, antwortete Frau Tucher. „Ella hat vor ein paar Tagen ihren 17. Geburtstag hier bei uns auf der Station gefeiert.“

„Danke.“ Falk lächelte die Pflegerin aufmunternd an, was Wirkung zu zeigen schien, denn ihr Zittern ließ nach. „Aber zurück zu heute Morgen. Sie haben Ihren Rundgang wie üblich gemacht, die Anwesenheit kontrolliert. Ist Ihnen dabei aufgefallen, dass Ella nicht da war?“

„Nein.“ Mara Tucher schüttelte den Kopf. „Wir schauen nur kurz in die Zimmer und ihr Bett sah aus, als läge sie darin.“ Die Frau holte tief Luft. „Ich habe später nachgeschaut, Ella hatte Kissen unter die Bettdecke gelegt, damit es so wirkt, als würde sie schlafen.“ Ihre Erklärung klang wie eine Entschuldigung.

Amaryllis und Falk warfen sich einen Blick zu, sagten aber beide nichts. Die Kommissarin hoffte, dass man auf der Station so klug gewesen war, das Bett von Ella Heisig nicht komplett zu durchwühlen, nachdem man das Mädchen tot aufgefunden hatte. Wenn Ella mit Gewalt aus ihrem Zimmer geholt worden war, dann musste dies Spuren hinterlassen haben, die unter Umständen nun verloren waren.

„Ich habe meine Runde beendet und war auf dem Weg in die Küche, um mir einen Kaffee zu machen, als mir aufgefallen ist, dass die Tür zu einer Abstellkammer nur angelehnt war.“

„Und das war ungewöhnlich?", fragte Falk erneut nach, da die Frau aufgehört hatte zu sprechen.

„Natürlich war das ungewöhnlich", mischte Professor Albrecht sich ein. „Sie können sich das wahrscheinlich nicht vorstellen, aber auf einer psychiatrischen Station, egal ob für Erwachsene oder Kinder, muss sehr vieles reguliert und kontrolliert werden, was für uns im Alltag selbstverständlich erscheint. Dazu gehört auch, welche Türen wann und vor allem von wem geöffnet werden dürfen. Wir behandeln viele Kinder mit Essstörungen, die Toiletten sind daher nach den Mahlzeiten zum Beispiel verschlossen, damit niemand die Möglichkeit hat sich in einem unbeobachteten Moment zu erbrechen."

„Sie haben die Tür ganz geöffnet und nachgeschaut, nehme ich an", versuchte Falk die Pflegerin zum Weitersprechen zu animieren, ohne auf den Kommentar des Arztes einzugehen.

„So ist es. Wir bewahren in dem Raum ein paar Putzsachen, Handtücher und Ähnliches auf. Ich habe mich wahnsinnig erschreckt, als ich den Körper gesehen habe. Ella lag auf der Erde, mit dem Gesicht auf dem Boden. Ich habe ihren Namen gerufen, aber sie hat nicht reagiert. Da habe ich sie umgedreht und ihren Puls gefühlt, konnte aber keinen finden. Dann bin ich aus der Kammer gerannt und habe den Notfallknopf gedrückt, um einen Arzt zu alarmieren", fuhr Mara Tucher fort, den Blick auf den Boden gesenkt.

„Sie selber haben nicht versucht, das Mädchen wiederzubeleben?", wollte Falk wissen.

„Doch, doch, natürlich. Ich bin sofort zurück in den Raum und habe mit einer Herzmassage begonnen. Wir sind hier in einem Krankenhaus, es hat nur wenige Minuten gedauert und ein Kollege von der Krebsstation nebenan war vor Ort. Er hat das Mädchen untersucht, aber schnell festgestellt, dass Ella schon einige Zeit tot gewesen sein musste, als ich sie gefunden habe."

„Ich gehe davon aus, durch die Aufregung und den Lärm waren zu diesem Zeitpunkt alle Patienten wach", stellte Amaryllis mehr fest, als dass sie es fragte.

„Und wie Sie davon ausgehen können!", antwortete Professor Albrecht erneut für die Pflegerin. „Ich bin natürlich sofort alarmiert worden und war eine halbe Stunde später hier, ich wohne ganz in der Nähe. Da glich die Station bereits einem Taubenschlag und die Patienten waren zum Teil komplett aufgelöst."

„Wo sind die anderen Jugendlichen jetzt?", wollte Falk wissen.

„Auf ihren Zimmern. Das ist natürlich keine optimale Lösung, aber was hätten wir tun sollen?", antwortete Mara Tucher. „Eine Kollegin telefoniert gerade mit den Eltern, wir hoffen, dass es den meisten möglich sein wird, ihr Kind für den Tag abzuholen, bis hier Ruhe eingekehrt ist."

Für die Patienten sicher die beste Lösung, dachte Amaryllis, *für die Polizeiarbeit allerdings ein Albtraum.*

Aufgeregte, wahrscheinlich sogar aufgebrachte Eltern, die ihre Kinder direkt vor Ort abholten, bedeuteten vor allem neue Fuß- und Fingerabdrücke auf der einen Seite, auf der anderen Seite konnten echte Spuren versehentlich zerstört werden. Wieder schoss ihr unvermutet der Gedanke durch den Kopf, dass der oder die Täterin versuchen könne, zurück zum Tatort zu kommen.

„Vielleicht gibt es die Möglichkeit, dass die Eltern ihre Kinder unten am Eingang abholen. Ich weiß, das ist für Sie sicherlich ein Mehraufwand, würde der Spurensicherung die Arbeit aber deutlich erleichtern", schlug Falk derweil vor.

Professor Albrecht nickte. „Das haben wir auch schon gedacht. Allerdings aus dem Grund, dass die allgemeine Aufregung noch schlimmer wird, wenn die Eltern hier im Minutentakt auftauchen. Einige werden es sich nicht nehmen lassen, sich zu beschweren, dass ihre psychisch labilen Kinder wegen des Todes von Ella gestresst werden. Als wäre es unsere Schuld, dass ein derartiges Unglück geschehen ist."

Der Psychiater schüttelte den Kopf und Amaryllis fiel auf, dass er jedem Klischee zumindest optisch entsprach, das man über seinen Beruf haben konnte. Seine grauen Haare wirkten ungekämmt und standen leicht wirr vom Kopf ab. Die rote Brille war zu auffällig und ihre dicken Gläser ließen seine Augen größer erscheinen, als sie waren. Über dem Rand der Brille waren buschige Augenbrauen zu sehen, die ein eitlerer Mann sicher getrimmt hätte. Unter seinem weißen Kittel trug Professor Albrecht ein buntes Hemd, dessen Muster nach einigen Sekunden die Augen irritierte, die schwarze Fliege um seinen Hals vervollständigte den Eindruck des wirren Nervenarztes.

„Es wäre sicher gut, wenn die Eltern die Station nicht betreten würden, bis die Spurensicherung mit ihrer Arbeit fertig ist. Am besten wäre, wenn überhaupt niemand auf die Station kommt. Also auch keine Putzkräfte, Therapeuten, Pfleger", erklärte Falk.

„Das können Sie aber den Mitarbeitern erklären, dass sie erst abgelöst werden, wenn alle Spuren gesichert sind. Das ist es doch, was Sie meinen?", fragte Professor Albrecht nach.

„Leider ja", bestätigte Falk. „Ich spreche gerne mit dem Personal. Wenn die meisten Kinder sowieso abgeholt werden und an einen normalen Tagesablauf nicht zu denken ist, hoffe ich auf Verständnis Ihrer Kollegen."

„Der Arzt, der versucht hat, Ella wiederzubeleben, hat der etwas über die mögliche Todesursache gesagt?“, kam Amaryllis zurück auf das eigentliche Thema.

„Nein“, lautete die knappe Antwort von Professor Albrecht. „Oder hat er sich Ihnen gegenüber geäußert, Frau Tucher?“

Auch die Pflegerin schüttelte den Kopf. „Er hat nur gesagt, dass es keine äußeren Anzeichen von Gewalteinwirkung gibt. Das kann ich meinerseits bestätigen. Zumindest ist mir nichts an Ella aufgefallen, das auf einen Unfall oder einen Kampf hingedeutet hätte.“

„Wir würden gerne mit dem Mann sprechen, können Sie ihn bitte rufen lassen“, bat Falk, um weiterzusprechen, ohne auf eine Antwort zu warten. „Der Körper des Mädchens liegt in dem Abstellraum?“

„So ist es“, bestätigte Mara Tucher. „Wir hatten den Raum abgeschlossen, bis die Polizei hier war. Ihre Kollegen haben nur einen Blick auf die Tote geworfen und gebeten, das Zimmer wieder zu verschließen, bis die Mordkommission, die Spurensicherung oder die Gerichtsmedizin vor Ort seien.“

„Das war die korrekte Vorgehensweise“, versicherte Falk. „Wir würden den Raum ebenfalls gerne sehen.“ Mit diesen Worten stand er auf. „Und es wäre gut, wenn Sie dafür sorgen könnten, dass der Menschenauflauf im Flur sich auflöst. Da die Patienten auf ihren Zimmern sind, gibt es keinen Grund, dass sämtliche Ärzte des Krankenhauses dort herumstehen.“ Er überlegte einen Moment und fragte dann: „Der Arzt, der den Tod festgestellt hat, wieso ist der eigentlich nicht mehr hier?“

„Er meinte, er müsse dringend zurück auf seine Station“, erklärte Mara Tucher. „Ich fand das auch komisch, dass er nicht wenigstens bis zum Eintreffen der Polizei hiergeblieben ist.“

4.

Die Tür zu dem Putzraum war abgeschlossen, aber noch nicht mit einem Polizeisiegel versehen, um anzuzeigen, dass sie nicht von jedem einfach geöffnet werden durfte. Falk zog sich Handschuhe über.

„Könnten Sie mir bitte den Schlüssel geben und ein Stück zurücktreten, wahrscheinlich sind viele Spuren während der versuchten Wiederbelebung des Kindes bereits vernichtet oder unbrauchbar gemacht worden, wir sollten so vorsichtig wie möglich sein."

Professor Albrecht reichte ihm einen beeindruckenden Schlüsselbund. „Der gelbe Schlüssel passt zur Tür des Abstellraums. An dem Bund sind Schlüssel für alle Zimmer der Station. Wir bewahren ihn in einem abgeschlossenen Fach im Raum des Pflegepersonals auf."

„Wer hat einen Schlüssel für den Raum hier, oder anders gefragt, wer hat Zugang zu dem Schlüsselbund?", fragte Amaryllis.

„Ein Schlüssel für den Putzraum ist an diesem

Schlüsselbund für die Pfleger, der wird bei Schichtwechsel weitergegeben. Wahrscheinlich gibt es in der Verwaltung oder beim Hausmeister ein paar Ersatzschlüssel, aber wir hier auf der Station haben nur diesen."

„Hat die Putzkolonne keinen Schlüssel?", wunderte sich die Kommissarin. „Sagten Sie nicht, dass dort Reinigungsmittel und Ähnliches aufbewahrt werden?"

„So ist es. Aber damit reinigen die Schwestern oder Pfleger, wenn mal ein Malheur passiert. Die Putzfrauen bringen ihre eigenen Sachen mit. Ich kann Ihnen momentan nicht sagen, ob der Reinigungsdienst ebenfalls einen hat."

„Der Schlüssel liegt im Zimmer der Pfleger, es wäre also möglich, dass Ella ihn selber in einem unbeobachteten Moment genommen haben könnte?", stellte Amaryllis die nächste Frage, während Falk die Tür aufschloss.

„Ausschließen kann ich es nicht. Eigentlich sollte der Bund immer in einem abgeschlossenen Fach liegen, außer einer der Kollegen hat ihn bei sich. Leider gibt es immer wieder Kollegen, die sich nicht an die Anordnung halten."

Professor Albrecht sah Mara Tucher an, die ein unglückliches Gesicht machte. „Ich weiß nicht, wo der Schlüssel heute Morgen war, als ich meinen Dienst angefangen habe. Im Pflegeraum war er nicht", gab sie zu. „Manchmal wird auch vergessen, den Raum abzuschließen."

Amaryllis ließ diese Antwort unkommentiert und warf einen Blick in den kleinen, von einer grellen Neonlampe zu hell erleuchtetem Raum. An den Wänden standen zwei Stahlregale, in denen sich, wie zuvor angekündigt, Putzmittel befanden. Auf der Erde stand ein Putzeimer mit einem Wischmopp, in einem kleinen Schrank mit Glastüren waren ordentlich gefaltete Handtücher zu sehen, die dünn und abgenutzt wirkten. Auf dem Boden lag der zierliche Körper eines Mädchens, das einen hellgelben Schlafanzug und Pantoffeln trug. Einer der hinten offenen Schuhe war vom Fuß gerutscht und die Kommissarin konnte erkennen, dass das Mädchen keine Strümpfe anhatte.

Sie sieht ganz so aus, als hätte sie geschlafen und sei aufgestanden, um nur kurz auf die Toilette zu gehen, dachte sie und wunderte sich, dass der Raum ansonsten leer war. Sie überlegte einen Moment, bevor sie ihre nächste Frage stellte, da ihr plötzlich auffiel, wie wenig sie eigentlich über die Wiederbelebung eines Menschen wusste, was nicht aus TV-Serien oder Filmen stammte.

„Es wurde versucht, das Mädchen wiederzubeleben, das habe ich richtig verstanden?“, wandte sie sich an den Arzt neben sich.

„Ja, wir haben selbstverständlich alles versucht“, antwortete dieser irritiert. „Ich war aber natürlich nicht dabei“, räumte er dann ein.

„Müssten hier nicht Geräte rumstehen? Wir sind in einem Krankenhaus, da gibt es ganz andere Möglichkeiten, einen Menschen wiederzubeleben als auf der Straße, bei einem Unfall zum Beispiel.“

Professor Albrecht schien einen Moment nachdenken zu müssen, bevor er antwortete. „Da haben Sie recht. Aber so aufregend wie in einer Ärzteserie ist eine reale Wiederbelebung sowieso nicht. Laut Frau Tucher konnte der gerufene Arzt nur den Tod des Mädchens feststellen, damit waren weitere Maßnahmen überflüssig“, beantwortete er ungefragt die Überlegung von Amaryllis.

Der Leiter der Station zögerte kurz, als sei er nicht sicher, ob er den nächsten Satz laut aussprechen sollte. „Trotzdem merkwürdig, dass er keinen Defibrillator zur Reanimation des Herzens eingesetzt oder zumindest hergebracht hat. Ich werde überprüfen lassen, ob hier Ordnung geschaffen wurde, bevor die Polizei angekommen ist."

Obwohl er sein Gesicht zur Wand gedreht hatte und die Kommissarin es nicht sehen konnte, war sie sicher, dass Falk mit den Augen rollte. Wenn in der kleinen Abstellkammer aufgeräumt worden war, stand so gut wie fest, dass damit wertvolle Spuren oder Hinweise vernichtet worden waren.

„Könnten Sie bitte jetzt den Arzt rufen, der die Wiederbelebung durchgeführt hat?", bat Amaryllis und sah auf die Uhr. „Die Eltern des Mädchens, die müssten mittlerweile ebenfalls eingetroffen sein, oder? Wir würden uns gerne mit ihnen unterhalten."

Es war dem Leiter der Krankenhausabteilung anzusehen, dass er gehofft hatte, dass die Mordkommission ihre Arbeit auf seiner Station schneller beenden würde, doch er nickte resigniert mit dem Kopf. „Ich werde jemanden bitten, den Arzt auf die Station rufen zu lassen, das dürfte nicht lange dauern, er kam von der Kinderkrebsstation, die gleich nebenan ist. Und ich erkundige mich bei den Pflegern, ob die Eltern bereits vor Ort sind. Sie können mit ihnen in meinem Besprechungszimmer reden."

Mit diesen Worten drehte er sich um und ging.

5.

„Mir bleibt auch nichts erspart“, hörte Amaryllis die Stimme von Benita Hüther hinter sich.

Die Gerichtsmedizinerin stellte ihre Tasche auf die Erde, drückte sich an der Kommissarin vorbei in die kleine Abstellkammer und betrachtete die Leiche des Mädchens.

„Wurde kein Versuch unternommen, sie wiederzubeleben?“, fragte sie.

„Dir ebenfalls einen guten Morgen. Schön, dass du da bist“, knurrte Falk sie an. „Angeblich wurde es versucht. Sicher wissen wir das allerdings nur von einer Pflegerin der Station, der gerufene Arzt hat den Tod des Mädchens festgestellt, ob er ebenfalls versucht hat, sie zu reanimieren, müssen wir klären.“

„Mmh“, war alles, was Benita Hüther zu dieser Erklärung sagte. Sie war eine sportlich-schlanke hochgewachsene Frau mit langen blonden Haaren, die sie an diesem Morgen zu zwei Zöpfen geflochten hatte. Ihre hautengen schwarzen Jeans, ein schwarzer Rollkragenpullover, über dem sie eine ausgewaschene Jeansjacke trug und schwarze Sneakers vervollständigten das Bild einer jungen, unbekümmert wirkenden Frau. Wie schon so oft zuvor dachte Amaryllis, dass sie ihre Kollegin und Freundin eher für eine Langzeit-Studentin gehalten hätte, als für eine Frau, die sich berufsbedingt mit dem Tod beschäftigte.

„Freut mich, dass wir wieder mal zusammenarbeiten", sagte sie. „Das letzte Mal war der Fall mit den blutigen Kleidungsstücken, das ist ein paar Monate her, seitdem hatten wir nicht mehr das Glück, dass du zu unseren Tatorten gerufen wurdest."

„Glück?", stöhnte Falk von Heeren. „Die beiden geschwätzigen Nattern sind wieder vereint. Ich sehe nicht, wie das ein Glück sein sollte."

„Die dritte Kurzzeit-Lebensabschnittsbekannte hat ihn vor ein paar Tagen verlassen. Seitdem ist er so was von mies drauf", raunte Amaryllis Benita so laut zu, dass Falk es auf jeden Fall hören konnte.

„Sag ich doch. Jetzt habt ihr beiden Nebelkrähen wieder nur ein Thema: mein Liebesleben."

Benita Hüther ging vorsichtig auf das tote Mädchen zu, beugte sich über sie und betrachtete den Körper eingehend.

„Mmh", sagte sie erneut und stand auf. „Lasst sie, sobald es irgend geht, in die Gerichtsmedizin bringen. Ich bin gespannt, was die Obduktion ergibt."

„Hast du einen Verdacht?" Amaryllis sah die Medizinerin an, die den Kopf schüttelte.

„Nein, nicht wirklich. Es gibt keine äußeren Anzeichen für Fremdverschulden, ein gesundes junges Mädchen verstirbt aber nicht einfach so. Ich werde den zuständigen Arzt und die Eltern bitten, mir sämtliche Krankenakten des Mädchens, so schnell es geht, zukommen zu lassen. Immerhin war sie seit geraumer Zeit stationär in der Kinder- und Jugendpsychiatrie. Da müsste einiges in den Akten vermerkt sein.“ Sie sah ihre beiden Kollegen an und zuckte mit den Schultern. „Ich bin verwundert, dass niemand an Selbstmord gedacht hat. Nicht, dass ich unterstelle, dass alle Patienten der Psychiatrie akut selbstmordgefährdet sind, aber eine Möglichkeit dürfte es wohl sein.“

„Auf jeden Fall“, stimmte Amaryllis ihr zu. „Die Eltern des Mädchens wurden natürlich sofort informiert, sie sollten eigentlich längst hier sein, die müssten uns eine Menge Informationen zur Krankheit ihrer Tochter geben können. Ich frage mal bei den Schwestern nach, ob wir mit ihnen reden können. Vielleicht stehen sie zu sehr unter Schock.“

Die drei Beamten verließen den Raum und gingen durch den breiten Flur, der dank der nun durch die Fenster fallende Herbstsonne deutlich freundlicher wirkte als zuvor.

„Da hat aber jemand ganze Arbeit geleistet“, murmelte Falk. „Außer der Spurensicherung kein Mensch mehr zu sehen.“

Tatsächlich knieten nur zwei Männer in weißen Schutzanzügen am Ende des Ganges vor einer Tür und bestrichen den Boden mit einer Substanz.

„Das dürfte das Zimmer von Ella gewesen sein“, vermutete Benita. „Ich frage mal, ob ich von außen einen Blick reinwerfen kann. Drinnen haben sie wahrscheinlich noch nicht angefangen mit der Spurensicherung.“

Sie ging zu den beiden Männern, erklärte ihr Anliegen und einer der beiden öffnete die Tür. Amaryllis und Falk folgten ihr und schauten in das Zimmer, das in den vergangenen Monaten das Zuhause der toten Elisabeth Heisig gewesen war.

Der Raum erinnerte auf den ersten Blick nicht an ein Krankenhaus. Bunte Vorhänge hingen vor den Fenstern, die wenigen Möbel waren aus Holz, die Betten sahen aus wie Tausende andere Betten in Kinderzimmern in ganz Deutschland auch. Stofftiere saßen an den Enden der Matratzen, an den Wänden waren zwei große Magnettafeln befestigt, an denen Erinnerungsfotos und Poster von Popbands hingen. Einige Bücher standen auf dem Fenstersims, ein kleines Radio auf einem der beiden Tische.

Erst bei genauerem Hinsehen bemerkte man, dass die Fenster abgeschlossen und die Schlüssel zum Öffnen nicht vorhanden waren. Ebenfalls unüblich für ein Jugendzimmer befand sich in einer Ecke des Raumes ein Bad, das allerdings mit einem Schloss versehen war, wie man es sonst eher an Haustüren fand, und das ebenfalls abgeschlossen zu sein schien. Eine lange Steckdosenleiste neben jedem der beiden Betten erinnerte daran, dass dort wahrscheinlich medizinische Geräte für den Notfall angeschlossen werden konnten.

„Verfluchter Mist, die haben das ganze Bett durchwühlt, nachdem sie festgestellt haben, dass Ella tot ist", sagte Falk. „Das mag verständlich sein in der Aufregung, aber vollkommen unnötig. Wenn das Mädchen tot in der Abstellkammer liegt, welchen Sinn macht es dann, sie in ihrem Bett zu suchen? Wenn es hier Spuren gab, sind die Vergangenheit." Der Kommissar deutete auf das zweite Bett, das ordentlich gemacht war. „Komm, wir fragen vorne nach, ob wir mit dem anderen Mädchen sprechen können, das hier im Zimmer wohnt."

Die große Glastür der Station öffnete sich im gleichen Moment, als Falk und Amaryllis am Aufenthaltsraum der Pfleger ankamen. Eine Frau und ein Mann traten in den Flur, beide hatten einen versteinerten Gesichtsausdruck.

„Das müssen die Eltern von Ella sein", raunte die Kommissarin ihrem Kollegen zu. „Die beiden sind doch angeblich vorhin an uns vorbeigegangen, als wir mit dem Pförtner gesprochen haben. Fällt dir was auf?“

„Wenn das wirklich die Eltern sind, fallen mir sogar drei Dinge auf: Wo waren sie in der Zwischenzeit? Wo sind die Tüten geblieben, die sie vorhin getragen haben? Und vor allem, warum sehen die komplett anders aus, als die beiden, die sich vorhin beim Pförtner vorbeigeschlichen haben?“

6.

Falk schüttete ein zweites Tütchen Zucker in seinen Kaffee und rührte ihn in Zeitlupengeschwindigkeit um. Die Kommissare waren für eine kurze Pause in die Krankenhauscafeteria gegangen und saßen mit ihrem Cappuccino an einem der Plastiktische. Professor Albrecht hatte sie gebeten, zunächst kurz alleine mit den Eltern reden zu können, um sie zu beruhigen. Die Cafeteria war nicht besonders groß, die Tische standen eng beieinander und waren gut besetzt. Eine lange Schlange von Pflegern, Ärzten und Patienten wartete geduldig an der Essensausgabe.

„Ich habe ein ganz schlechtes Gefühl", sagte Falk schließlich mit Grabesstimme.

„Ich auch, wenn ich mir deinen im Alter steigenden Zuckerkonsum anschaue", gab Amaryllis ihm recht. „Trinkst du deinen Kaffee nicht nur mit Milch?"

„Tue ich, aber ich bin so müde, ich brauche einen Koffein- und einen Zuckerkick. War eine kurze Nacht. Außerdem habe ich das verlässliche Gefühl, dass diese Plörre grausam schmecken wird, vielleicht macht es der Zucker etwas besser. Mein Gefühl bezog sich aber auf unseren neuen Fall. Hast du nicht auch so eine Ahnung, dass da oben auf der Station irgendetwas ganz schiefgelaufen ist?" Und die Sache mit den vermeintlichen Eltern, die der Pförtner erkannt haben will. Alles sehr merkwürdig."

Die Kommissarin überlegte einen Moment und nickte. „Es gibt keinerlei Grundlage dafür, bislang haben wir nicht viel mehr Informationen als die von Professor Albrecht und der Pflegerin Frau Tucher, aber meine Intuition sagt mir ebenfalls, dass etwas nicht stimmt. Der Kaffee ist übrigens nicht so schlecht, wie du vermutet hast, ich hole mir noch einen, ich bin auch verdammt müde. Dann gehen wir zurück und reden mit den Eltern des Mädchens. Möchtest du noch einen?"

Ihr Kollege schüttelte den Kopf und Amaryllis stellte sich in die Schlange der Wartenden. Als sie zurückkam, war Falk am Telefon und sie konnte an seinem Gesichtsausdruck bereits erkennen, dass er schlechte Nachrichten erhalten hatte.

„Wir lagen mit unseren düsteren Vorahnungen genau richtig", erklärte er, nachdem sie sich hingesetzt hatte. „Der Arzt, der Ella wiederbelebt hat, ist nicht aufzutreiben. Auf der Krebsstation wissen sie von nichts, keiner der dortigen Ärzte oder Pfleger hat den Notruf beantwortet. Auch aus der Notaufnahme, die für einen krankenhausinternen Notruf sowieso zuständig wäre, ist niemand auf der Station für Kinder- und Jugendpsychiatrie gewesen."

„Soll das heißen, dass Mara Tucher überhaupt keine Hilfe geholt hat? Dann hätte sie uns ins Gesicht gelogen, das kann ich mir kaum vorstellen. Sie muss damit rechnen, dass wir so eine Lüge innerhalb kürzester Zeit aufdecken."

„Sie hat nicht gelogen. Sie hat den internen Notruf gemacht, genau wie sie es uns gesagt hat. Es hat allerdings jemand genau zwei Minuten später in der Notaufnahme angerufen und gesagt, es sei alles wieder in Ordnung, es habe sich um falschen Alarm gehandelt. Der Arzt, der bereits auf dem Weg war, ist zurückgerufen worden und man ist davon ausgegangen, dass sich die Sache erledigt habe."

„Natürlich, was auch sonst", überlegte Amaryllis. „Trotzdem. Ich habe vorhin nicht darüber nachgedacht, aber hätte Mara Tucher sich nicht zum einen wundern müssen, dass ein Kollege von der Krebsstation den Notruf beantwortet hat und nicht jemand aus der Notaufnahme, wie es offenbar Protokoll ist?"

„Und zum anderen?", hakte Falk nach, da seine Kollegin aufgehört hatte zu sprechen.

„Müsste sie die Ärzte der Krebsstation nicht sowieso erkennen?", beantwortete Amaryllis seine Frage. „Die Stationen liegen direkt nebeneinander, da trifft man sich normalerweise im Fahrstuhl, auf dem Flur und kennt sich zumindest vom Sehen."

„Schwer zu sagen. Das Augustus-Klinikum ist riesig, schau dir allein die Menge an Ärzten und Pflegern an, die da in der Schlange stehen", Falk deutete auf die Essensausgabe. „Gut möglich, dass man nicht jeden kennt, es könnte sich auch um einen neuen Kollegen gehandelt haben. Wir werden die Frau auf jeden Fall nochmals befragen. Viel wichtiger ist aber: Wer war der Mann, der Ella für tot erklärt hat?"

Amaryllis fühlte, wie ein Schauder über ihren Rücken ging, sie musste automatisch wieder an das merkwürdige Paar mit den Tüten denken, das sie am Morgen gesehen hatten. Was hatten die beiden mit dem Fall zu tun? Hatten sie überhaupt etwas damit zu tun? Wie wahrscheinlich war es, dass der Pförtner sich schlicht geirrt hatte? Eine andere Idee überlagerte plötzlich den Gedanken an das Paar.

„Mein schlechtes Gefühl, was den Fall angeht, hat eben nochmals enormen Auftrieb erfahren“, sagte sie laut zu Falk.

„Und verrätst du mir den Grund oder soll der geheim bleiben?“, fragte er nach.

„Was, wenn Ella noch zu retten gewesen wäre und der Mann sie nicht wiederbeleben wollte?“

7.

Polizeimeister Richert diskutierte mit einem aufgebrachten Mann, dem er den Zutritt zur Kinderabteilung des Krankenhauses verwehrte.

„Das ist nicht Ihr Ernst, dass ich meine Tochter nicht sehen kann“, rief der Besucher erbost, als Amaryllis neben ihn trat.

„Hauptkommissarin Winter, Mordkommission“, sagte sie zu dem Mann und zeigte ihm ihren Dienstausweis. „Leider brauchen wir einige Stunden, um Spuren auszuwerten und Zeugen zu befragen. Wir entschuldigen uns für die Unannehmlichkeiten, aber Sie würden doch sicher wollen, dass wir alles tun, was in unserer Macht steht, wenn jemand aus Ihrer Familie möglicherweise einer Gewalttat zum Opfer gefallen wäre.“

Der Mann sah Amaryllis verblüfft an, drehte sich ohne ein weiteres Wort um und ging.

„Klappt immer“, lächelte die Kommissarin und holte ihr Handy aus ihrer Jackentasche.

„Das ist die Mutter von Elisabeth Heisig, dem möglichen Mordopfer. Haben Sie die Frau hier heute gesehen?“

Amaryllis hatte die Eltern des toten Mädchens auf dem Flur angesprochen und gebeten, ein Foto von ihnen machen zu dürfen, da offenbar jemand versucht habe, unter ihrem Namen das Krankenhaus zu betreten. Dieses Foto zeigte sie nun dem Kollegen von der zuständigen Wache.

„Ja, die ist eben mit ihrem Mann hier vorbeigekommen.“ Richert sah sie irritiert an. „Wieso fragen Sie das? Die Eltern müssten längst auf der Station angekommen sein.“

„Sind sie auch“, beruhigte Amaryllis ihn. „Die Frau, die heute Morgen versucht hat, sich Zutritt zur Station zu verschaffen, auf der Ella lag, trug die eine enge blaue Jeans und eine dunkle Daunenjacke? Blonde Haare?“

Richert überlegte einen Moment und nickte dann. „Soweit ich mich erinnern kann, ja. Ich habe nicht wirklich auf die Kleidung geachtet.“

„Wir haben Namen und Adresse der Frau überprüfen lassen, beide sind falsch“, informierte Amaryllis ihn. „Ich habe bereits mit dem Pförtner gesprochen, er hat die Frau anhand der Beschreibung ebenfalls als diejenige identifiziert, die heute Morgen auf das Krankenhausgelände gekommen ist.“

„Ich verstehe nicht ganz, was das alles soll.“ Richert sah sie verwirrt an. „Wir wussten heute Morgen bereits, dass die Frau nicht die Mutter ist, sondern es nur vorgegeben hat, um auf die Station zu kommen. Eine dieser miesen Journalisten-Typen eben, die für einen Sensationsartikel alles geben würden.“

„Vielleicht“, sagte Amaryllis vorsichtig. „Vielleicht aber auch nicht. Das Problem ist, die Frau hat das Krankenhausgelände heute Morgen in Begleitung eines Mannes betreten, der in den vergangenen Wochen bereits mehrfach auf dem Campus war. Der Kollege von Heeren und ich haben die beiden heute

Morgen selber gesehen. Gemäß der Aussage des Pförtners hat der Mann sich bei der Anmeldung als der Vater von Ella Heisig ausgegeben und sich eine Besuchererlaubnis für die Station, auf der sie liegt, ausstellen lassen. Er ist aber nie auf der Station gewesen."

Polizeimeister Richert schwieg einen Moment, während er über das Gesagte nachdachte.

„Verstehe ich das richtig?", fragte er dann. „Der Mann hat mehrfach vorgetäuscht, der Vater des Mädchens zu sein, ist heute Morgen direkt nach dem Tod des Kindes hier aufgetaucht und seine Begleitung hat versucht, auf die Station zu gelangen? Das hört sich an, als hätten die beiden etwas mit dem Tod der Kleinen zu tun." Er sah die Kommissarin entsetzt an. „Halten Sie es etwa für möglich, dass die beiden das Mädchen getötet haben und nochmals hergekommen sind?"

Amaryllis nickte und verabschiedete sich.

Ich wünschte, ich wäre meinem Instinkt gefolgt und hätte die beiden direkt heute Morgen aufgehalten und befragt, dachte sie, während sie sich auf den Weg zurück auf die Station machte. *Der Täter ist an den Tatort zurückgekehrt, nur warum?*

8.

Sonja und Stefan Heisig saßen schweigend in dem Besprechungszimmer von Professor Albrecht, als die Kommissare eintraten. Beide Elternteile hatten die Hände zu Fäusten geballt und wirkten angespannt.

Der Arzt warf den Polizeibeamten einen erleichterten Blick zu. „Ich lasse Sie dann mal alleine“, erklärte er und verließ fast fluchtartig den Raum.

Amaryllis musterte die Eltern des Opfers so unauffällig, wie möglich, und war verwundert, dass in ihren Gesichtern keine Spuren von Tränen oder Trauer generell zu sehen waren. Wenn überhaupt, so wirkten die beiden wütend.

Falk stellte sich vor. „Meine Kollegin kennen Sie bereits, sie hat das Foto von Ihnen gemacht. Vielen Dank dafür, es hat uns bereits geholfen, einige Missverständnisse zu klären“, informierte er die Heisigs vage. „Wir wissen, dass die Situation für Sie überwältigend sein muss, wir würden Ihnen allerdings gerne ein paar Fragen stellen, wenn das möglich ist. Der Tod Ihrer Tochter wird als auffällig eingestuft, allein schon, weil keine schweren physischen Krankheiten aktenkundig sind. Ein natürlicher Tod bei einem körperlich gesunden 17-jährigen Mädchen erscheint für den Moment unwahrscheinlich, wir müssen also prüfen, ob ein Selbstmord vorliegen könnte oder ob wir es mit Fremdverschulden zu tun haben."

Es war klar, dass sie die Worte des Kommissars gehört hatten, aber die Eltern zeigten keine Regung. Eine unangenehme Stille hing einen Moment im Raum, dann sprach Stefan Heisig.

„Wir hätten diesem Krankenhausaufenthalt niemals zustimmen dürfen. Es war allein Elisabeths Entscheidung, sich hier behandeln zu lassen."

Mehr sagte der Mann nicht, der mit einer merkwürdigen Betonung gesprochen hatte. Stefan Heisig war klein und wirkte drahtig, als würde er in seiner Freizeit Marathon laufen. Sein Gesicht war jung, aber dennoch verhärmt. Seine Haare trug er kurz rasiert, ihre dunkle Farbe verriet durch den Gegensatz zur Farbe der Kopfhaut, dass er unter deutlichem Haarausfall litt, den er offenbar durch den Kurzhaarschnitt zu kaschieren versuchte. Seine grauen Augen waren klein und verschwanden fast hinter einer Nickelbrille. Amaryllis hatte den Eindruck, dass der Mann selten lachte und auch die Menschen in seiner näheren Umgebung mit seiner Strenge davon abhielt. Sein dunkelbrauner Anzug, der bieder und wie aus einer anderen Zeit wirkte, verstärkte den Eindruck.

„Sie hatten nicht das Gefühl, dass Ihre Tochter Hilfe braucht?", hakte Falk nach.

„Natürlich brauchte sie Hilfe", erklärte Sonja Heisig, sah ihren Mann fragend an und sprach erst weiter, nachdem er zustimmend genickt hatte. „Wir hätten ihr die Hilfe, die sie brauchte, aber zu Hause geben können. Wir haben uns immer sehr um unsere Tochter gekümmert und hätten das alles besser in den Griff bekommen, wenn sich nicht Leute von außen eingemischt hätten."

„Wer waren diese Leute von außen, die sich eingemischt haben?" Es war Falk gelungen, seine Frage neutral zu halten, obwohl Amaryllis vermutete, dass er genau wie sie leicht befremdet von dem Auftreten der Eltern war.

Die beiden haben gerade erfahren, dass ihr Kind tot ist. Sie stellen keine Fragen, sitzen einfach da, als würden sie es als das normalste der Welt empfinden, dass ihr Kind vollkommen unerwartet verstirbt, wunderte sie sich.

Sonja Heisig, die ebenso wie ihr Mann klein und drahtig war und ihre langen blonden Haare zu einem strengen Pferdeschwanz zusammengebunden trug, bewegte ihren Mund, antwortete aber nicht. Sie trug einen hellgrauen Hosenanzug mit einer perfekt gebügelten weißen Bluse, dazu flache schwarze Schuhe, als wäre sie bereits im Büro gewesen und hätte an einem Meeting teilgenommen. Die Frau war ebenso dezent wie sorgfältig geschminkt und trug auffällige Gold-Kreolen an den Ohren, trotz ihres gepflegten Auftretens wirkte sie bieder, ganz als mache sie sich nichts aus ihrem Aussehen.

Sie wirkt wie verkleidet. Was für ein merkwürdiges Paar, überlegte die Kommissarin.

„Es war vor allem dieser verfluchte Lehrer, der Elisabeth den Wurm ins Ohr gesetzt hat, dass sie krank sei." Der Vater des toten Mädchens hatte mit harter Stimme gesprochen und es war ihm anzusehen, dass er seinen Zorn nur schwer kontrollieren konnte. „Er hat Elisabeth in der Schule in Ethik unterrichtet und die Gelegenheit genutzt, sich dort als ihr Freund und Retter auszugeben. Er hat sie regelrecht verfolgt, bis er sie endlich so weit hatte, dass sie ihm geglaubt hat, dass sie verrückt ist und in diese Anstalt muss."

Erneut breitete sich ein unangenehmes Schweigen aus. Amaryllis überlegte, was sie zu der Aussage des Vaters sagen sollte, trotz der zahllosen merkwürdigen Befragungen, die sie in ihrer Karriere bereits geführt hatte, verschlug ihr diese die Sprache.

„Könnten Sie uns die Kontaktdaten des Lehrers geben, damit wir ihn befragen können?“ Es war Falk, der die Stille schließlich durchbrach. „Ihre Tochter wird in Kürze für die Obduktion in die Rechtsmedizin gebracht, falls Sie weitere Fragen haben, können Sie uns jederzeit gerne anrufen.“

„Eine Obduktion? Was soll das?“ Stefan Heisig war von einer Sekunde auf die andere rot im Gesicht geworden und es war ihm anzumerken, dass er sich nur mit Mühe beherrschte, nicht von seinem Stuhl aufzuspringen.

Ein typischer Choleriker, dachte Amaryllis. *Wenn er zu Hause ebenfalls so aufbrausend ist, wundert es mich nicht, dass seine Tochter sich einem Fremden anvertraut hat.*

Der Vater der toten Ella holte tief Luft, um sich zu beruhigen, und sagte mit gepresster Stimme. „Wir verweigern die Obduktion unserer Tochter. Das ist unser Recht als Eltern.“

„Leider nicht“, ließ Falk ihn kühl wissen. „Wenn eine Obduktion von Rechtswegen angeordnet ist, können Angehörige diese nicht ablehnen. Da die Todesursache Ihrer Tochter unklar ist, wir Selbstmord oder ein Tötungsdelikt nicht ausschließen können, muss eine Obduktion durchgeführt werden.“

„Das werden wir sehen!“ Stefan Heisig sprach in einem drohenden Tonfall und stand auf. „Wir gehen“, befahl er seiner Frau, während er schon auf dem Weg zur Tür war. Plötzlich drehte er sich nochmals um. „Unsere Tochter wird nicht obduziert! Wir werden das zu verhindern wissen.“

Er stampfe bei seinen Worten auf und knallte die Tür dann hinter sich zu.

9.

Amaryllis Winter und Falk von Heeren blieben nach dem Abgang von Stefan und Sonja Heisig sprachlos in dem Besprechungszimmer zurück.

„Mir fehlen die Worte, und das kommt selten bis nie vor", murmelte Falk schließlich, als es im selben Moment an der Tür klopfte. „Ich versuche, mal das Positive zu sehen, wir mussten ihnen immerhin nicht erklären, dass das Pärchen, das ihre Tochter auf dem Gewissen haben könnte, vorhin seelenruhig an uns vorbeimarschiert ist."

Mara Tucher betrat den Raum. Die Pflegerin sah müde aus, was in Anbetracht der Umstände verständlich war. Sie hatte ein dickes Sweatshirt übergezogen, wirkte aber, als würde sie weiterhin frieren. Sie setzte sich auf einen der Stühle und seufzte.

„Wenn ich geahnt hätte, was da heute Morgen wirklich passiert ist, ich hätte …", sie brach mitten im Satz ab und ihr Gesicht verriet, dass sie nicht wusste, was sie anders gemacht hätte. „Es ging alles so schnell. Ich dachte im ersten Moment, Ella sei vielleicht ohnmächtig geworden. Sie war keine der

Esspatienten. Bei den Jugendlichen mit einer Essstörung, sei es Magersucht oder Bulimie, kontrollieren wir so gut wie jeden Bissen, den sie zu sich nehmen. Die anderen, so wie Ella, dürfen essen, was sie wollen, müssen sich aber natürlich an die Essenszeiten halten. Ich habe im ersten Moment gedacht, das Mädchen habe vielleicht unbemerkt mit dem Hungern angefangen und sei deshalb umgekippt."

Sie sah aus dem Fenster und schüttelte immer den Kopf. „Ich fasse das einfach alles nicht."

„Sie haben sicher reagiert, wie jeder andere auch reagiert hätte", tröstete Amaryllis sie vorsichtig, um nicht vorschnell zu urteilen, ob die Frau etwas falsch gemacht hatte. „Wir interessieren uns im Moment vor allem für den Arzt, der hier auf der Station war, nachdem Sie den Notruf abgesetzt haben, deswegen wollten wir nochmals mit Ihnen sprechen. Sie haben angegeben, dass Sie ihn nicht kannten, obwohl er auf der Station nebenan gearbeitet hat. Kam Ihnen das nicht komisch vor?"

Mara Tucher zog die Augenbrauen erstaunt hoch. „Ich habe den Mann ganz sicher nie zuvor gesehen. Ich habe in dem Moment nicht darüber nachgedacht und wollte einfach, dass er Ella hilft, dass das Mädchen aufsteht und alles wieder in Ordnung ist."

„Was hat der Mann gemacht, nachdem Sie ihn zu Ella geführt haben?"

„Er hat sich auf den Boden gekniet, sie untersucht. Der Raum ist klein, wie Sie gesehen haben. Ich bin in der Tür stehen geblieben, um nicht zu stören. Ganz genau konnte ich nicht sehen, was er unternommen hat, um das Kind zu retten. Er hat definitiv kurz eine Herzmassage gemacht, ist dann aufgestanden und hat gesagt, dass sie tot sei. Man könne nichts mehr für sie tun."

„Kam Ihnen das nicht ein bisschen schnell vor?", hakte Amaryllis nach. „Hätte er nicht weitere Untersuchungen durchführen müssen?"

„Wenn Sie es jetzt so sagen, vielleicht. Aber ich hatte keinen Grund ihm nicht zu glauben, ich dachte, er sei Arzt."

„War er entsprechend gekleidet?"

„Natürlich. Er trug einen weißen Kittel, hatte ein Stethoskop um den Hals, ja, er sah aus, wie alle Ärzte hier aussehen", bestätigte die Pflegerin.

„Können Sie den Mann detaillierter beschreiben?", wollte Falk wissen.

„Er war recht groß, sicher über 1,85, hatte dunkle Haare, keinen Bart, trug eine Jeans." Mara Tucher überlegte einen Moment. „Er war schlank, fast dünn. Mehr fällt mir nicht ein."

„Auf wie alt würden Sie ihn schätzen?", wollte Amaryllis dennoch wissen.

„Keine Ahnung." Mara Tucher war ihre Verzweiflung anzusehen, dass sie alles falsch gemacht hatte.

„Frau Tucher, machen Sie sich keine Sorgen", versuchte die Kommissarin erneut, die Zeugin zu beruhigen. „Wir brauchen nur ein ungefähres Alter. War er eher um die 20 oder 30 oder doch älter?"

„Ich denke, er war zwischen 40 und 50 Jahre alt", sagte die Pflegerin schließlich.

Amaryllis betrachtete die Stichpunkte, die sie sich in ihren Notizblock geschrieben hatte, und schob diesen zu Falk, der einen kurzen Blick darauf warf und die Augenbrauen hochzog.

Die Beschreibung des Mannes, der als Arzt auf die Station gekommen war und den Tod von Ella Heisig festgestellt hatte, deckte sich mit dem Aussehen des Mannes, den die beiden Kommissare am Morgen am Eingang des Augustus-Klinikums gesehen hatten. Es war der Mann, der sich in den Wochen zuvor dem Pförtner gegenüber als Vater des Mädchens ausgegeben hatte.

10.

„Tee?“ Falk blickte fast angewidert auf die Tasse in Amaryllis‘ Hand. „Am besten dazu einen Reis-Dinkel-Cracker.“

Es war mittlerweile später Nachmittag und die Kommissare waren zurück in die Mordkommission gefahren. Im Augustus-Klinikum hatten sie nicht mehr viel ausrichten können, da das Mädchen, mit dem Ella das Zimmer geteilt hatte, nach Angaben von Professor Albrecht nicht befragt werden konnte.

„Kira hat sich so aufgeregt, als sie erfahren hat, was geschehen ist, wir mussten ihr ein Beruhigungsmittel geben“, hatte der Arzt erklärt. „Wir haben sehr vorsichtig versucht, herauszubekommen, ob sie etwas gesehen oder bemerkt hat, aber soweit wir verstanden haben, hat sie fest geschlafen und ist erst vom Lärm auf der Station am Morgen aufgewacht.“

Amaryllis setzte sich an ihren Schreibtisch und nahm einen Schluck von ihrem Getränk. „Mir ist einfach kalt. Gönn mir doch mal einen warmen Tee an einem verregneten Herbsttag.“

„Das hast du aus einer Frauenzeitschrift!“, lachte Falk. „Trink Tee und steigere dein inneres Wohlbefinden um drei

Millionen Prozent.“

„Vielleicht klappt es ja. Wenn ich an den Vater von Ella denke, brauche ich auf jeden Fall etwas, das mein Wohlbefinden aus dem Keller wieder hochholt.“

„Das dürfte sein, wo der Typ zum Lachen hingeht: in den Keller“, erwiderte Falk. „Aber mal ernsthaft. Hast du jemals solche Eltern erlebt? Die haben nichts zu ihrer Tochter gefragt. Wie sie gefunden wurde, wie lange sie tot ist, ob wir eine Ahnung haben, woran sie gestorben sein könnte. Von den fehlenden Tränen will ich gar nicht anfangen. Es muss nicht jeder heulen wie ein Schlosshund, aber Eltern, die der Tod des Kindes dermaßen kalt lässst? So etwas gibt es doch gar nicht!“

„Der Auftritt der beiden war überaus befremdlich“, gab Amaryllis ihm recht. „Ich bin gespannt, was wir von den Ärzten der Jugendpsychiatrie und dem Lehrer, der sie angeblich überredet hat, dort hinzugehen, über die Familie erfahren. Ich möchte keine schnellen Schlüsse ziehen, aber so wie der Vater sich aufgeführt hat, würde es mich nicht wundern, wenn wir einiges über ein angespanntes Verhältnis zwischen Eltern und Kind hören.“

„Gut möglich. Dazu kommen Klassenkameraden, Freunde des Mädchens und so weiter, das werden ein paar lange Tage. Die Familie wohnt am äußersten Ende von Steglitz-Zehlendorf, fast schon Kleinmachnow, allein die Fahrt dorthin dauert ewig.“

„Nach den Informationen, die wir bislang über die Familie haben, wissen wir, dass beide Eltern Ärzte sind. Sie haben eine Gemeinschaftspraxis für Allgemeinmedizin in dem Haus, in dem sie auch wohnen. Stefan Heisig hat außerdem einen Facharzt in Neurologie, scheint aber auf dem Gebiet nicht tätig zu sein.“

„Kannst du dir vorstellen, Dr. Heisig vertrauensvoll von

deinen Verdauungsproblemen zu erzählen?" Falk tat, als müsse er sich schütteln. „Oder den Hämorriden."

„Du hast Hämorriden? Das ist mehr Info, als ich haben möchte", tat Amaryllis entsetzt. „Mach einfach einen Termin bei ihm wegen deines Problemchens. Dann sparst du dir eine Fahrt, wir werden die Eltern auf jeden Fall mindestens noch einmal befragen müssen. Außer natürlich, es stellt sich heraus, dass Ella Selbstmord begangen hat."

„Ist dir aufgefallen, dass der Vater sie konsequent Elisabeth genannt hat, obwohl die Pflegerin uns vorher erzählt hat, dass das Mädchen seinen Vornamen gehasst hat?"

„Ja, wir dürfen uns aber nicht zu sehr in unsere Abneigung gegen den Mann hineinsteigern. Die Familie ist bei Polizei und Jugendamt nicht bekannt, eine Vorverurteilung, nur weil der Vater ein Unsympath ist, wäre wenig professionell."

Amaryllis trank nachdenklich einen Schluck von ihrem Tee und tippte etwas in ihren Computer.

„Ella war seit zehn Wochen auf der Station, die Diagnose lautete selbstverletztendes Verhalten und Depressionen, so viel konnte Professor Albrecht uns sagen, ohne großartig in die Akten schauen zu müssen. Ich habe kurz gegoogelt, was selbstverletztendes Verhalten bedeutet. Umgangssprachlich reden die Jugendlichen davon, dass sie sich ritzen. Meistens benutzen sie dafür eine Rasierklinge, mit der sie sich Schnitte in die Haut zufügen. Leider scheint es ein verbreitetes Phänomen zu sein", führte die Kommissarin aus. „Das Ritzen ist eine Reaktion auf belastende Umstände, die Jugendlichen können die daraus resultierenden Gefühle nicht anders bewältigen. Gefühlskontrolle scheint ein weiteres Problem zu sein, das Ritzen soll die innere Spannung abbauen. Die meisten Betroffenen geben an, sie hoffen Gefühle der Einsamkeit,

Angst und Aggressionen damit abschwächen zu können. Für einige scheint es die einzige Art zu sein, wie sie mit Problemen oder schmerzlichen Erlebnissen umgehen können."

„Die Ursachen können zu Hause, in der Schule, im Freundeskreis liegen, da gibt es unzählige Möglichkeiten", überlegte Falk. „Das mit dem Ritzen habe ich gelegentlich schon mal von meinen Töchtern gehört. Ein Mädchen in ihrer Schule wurde schwer gemobbt, sie hat sich ebenfalls geritzt. Sie war eine Zeit lang in einer Klinik und hat schließlich die Schule gewechselt." Der Kommissar wirkte bei seinen Worten ungewohnt ernst. „Du glaubst nicht, was du alles mitbekommst, wenn du Kinder hast. Vor allem Teenager. Die Kinder stehen so unter Druck heutzutage, immer mehr werden psychisch krank. Da kannst du fast froh sein, wenn sie nur Joints rauchen oder mal betrunken erwischt werden."

Falk spielte auf einen Vorfall an, bei dem seine älteste Tochter mit ein paar Gramm Haschisch von der Polizei aufgegriffen worden war, was ihm viel Häme der Kollegen eingebracht hatte.

„Das glaube ich dir aufs Wort", nickte Amaryllis. „In Avas Kindergarten gibt es ein Mädchen, das in eine chinesische Spielgruppe geschickt wird, weil sie frühzeitig an die Sprache herangebracht werden soll. Kein Wunder, dass die Kinder dem Druck nicht mehr standhalten."

Ava war die dreijährige Tochter von Amaryllis und ihrem Lebenspartner Nikolas Kretschmann. Amaryllis war ungeplant schwanger geworden, eigentlich hatte sie nach einer gescheiterten Ehe mit dem Thema Kinder abgeschlossen und obwohl die Kommissarin ganz in ihrer Arbeit aufging, konnte sie sich ein anderes Leben als das mit einem Kind nicht mehr vorstellen.

„Kannst du dir ausmalen, dass einem deiner Kinder etwas zustoßen würde?", fragte sie Falk. „Ich komme einfach nicht darüber hinweg, wie kühl die Heisigs auf den Tod ihrer Tochter reagiert haben. Man könnte fast meinen, sie hätten damit gerechnet und seien vorbereitet gewesen, so als sei ihr Kind körperlich todkrank gewesen und nicht psychisch."

Das Telefon der Kommissarin klingelte und sie verzog das Gesicht, während sie sprach.

„Das war einer der Staatsanwälte. Ich habe selten jemand so sauer erlebt. Die Heisigs haben tatsächlich einen Anwalt beauftragt, um Einspruch gegen die Obduktion ihrer Tochter einzulegen", gab sie Falk den Inhalt des Telefonats wieder, nachdem sie aufgelegt hatte.

„Na und, da kommen die nicht mit durch, es gibt berechtigte Zweifel an einem natürlichen Tod ihres Kindes", erwiderte Falk gelassen.

„Das ist nicht das Problem. Benita obduziert die Leiche bereits, er wollte wissen, wieso wir das nicht verhindert haben, bis ein offizieller Bescheid vorliegt, dass die Heisigs nichts dagegen tun können."

„Erbsenzähler", blaffte Falk verächtlich. „Der soll lieber schon mal einen Durchsuchungsbescheid für das Haus der Heisigs vorbereiten. Wenn die Eltern eines mit hoher Wahrscheinlichkeit ermordeten Kindes dessen Obduktion ablehnen, gibt es nur zwei Gründe."

„Und die wären?", fragte Amaryllis.

„Sie sind religiöse Fanatiker oder haben ihr eigenes Kind auf dem Gewissen", antwortete Falk düster.

11.

„Wenn Benita bei der Obduktion feststellt, dass Ella keines natürlichen Todes gestorben ist oder sich selber getötet hat, dürfte die ärztliche Schweigepflicht aufgehoben werden“, stellte Amaryllis fest. „Dann werden wir von ihren Ärzten erfahren, warum Ella sich geritzt hat, und sicher auch einiges über das familiäre Zusammenleben. Bis dahin sollten wir uns bemühen, keine voreiligen Schlüsse zu ziehen“, warnte sie ihren Kollegen erneut. „Ich rufe Sven an, ich hoffe, er hat Zeit, bei dem Fall werden wir seine Hilfe sicher gut gebrauchen könnten.“

Dr. Sven Justus war einer der Polizeipsychologen und hatte bereits bei mehreren Fällen mit Amaryllis und Falk zusammengearbeitet. Genau wie mit der Gerichtsmedizinerin Benita Hüther waren die beiden Kommissare mit ihm privat befreundet.

„Sven schwebt auf Wolke sieben, seitdem er seine neue Freundin hat“, grinste Falk. „Mir tut die Wolke sieben richtig leid, bei Svens Leibesfülle hat das Wölkchen was zu schleppen.“

„Was bist du für ein bösartiger Mensch“, tadelte Amaryllis

ihren Kollegen. „Man macht keine Witze über ein paar Kilo zu viel. Du bist nur neidisch, dass Sven beim ersten Anlauf eine Freundin gefunden hat, während dich die Damen eine nach der anderen abservieren, weil du einfach nur ein alter Miesepeter mit schlechtem Kleidungsstil bist.“

Falk warf einen Stift nach seiner Kollegin, als die Tür aufging und Sven Justus den Raum betrat. Der Psychologe runzelte beim Anblick seiner Kollegen die Stirn.

„Hoffentlich begeht keiner von euch jemals ein Verbrechen. Ich möchte so ungern vor Gericht aussagen müssen, was ich hier alles habe miterleben müssen und mich rechtfertigen, warum ich das nie gemeldet habe.“

Mit diesen Worten setzte er sich auf einen der freien Besucherstühle und sah nun Amaryllis streng an.

„Tee? Hast du das aus einer Frauenzeitschrift? Kaffee wird neuerdings überall so schlechtgemacht.“

„Warum heiratet ihr beide eigentlich nicht? Nur weil ich ausnahmsweise einen Tee trinke, nörgelt ihr an mir rum, als hätte ich eine komplette Wesensveränderung durchgemacht.“

Amaryllis legte den Finger an ihre Teetasse. „Kalt geworden. Alles eure Schuld“, beschwerte sie sich und musterte den Psychologen. „Hast du abgenommen?“

Sven Justus war eine auffällige Erscheinung, was zum einen an seinem imposanten schwarzen Bart lag, der in einem merkwürdigen Kontrast zu seinen dünnen grauen Haaren stand, die er zu einem mageren Pferdeschwanz zusammengebunden trug. Zum anderen war er stets elegant und teuer gekleidet, was über seinen Bierbauch allerdings nicht hinwegtäuschen konnte. An diesem Tag jedoch wirkte das Hemd, das der Psychologe trug, eine Nummer zu groß und auch seine Hose schien zu weit zu sein.

„Fast fünfzehn Kilo“, erklärte Justus stolz. „Noch ein paar Kilo, dann verlasse ich Sandra, die macht mir dermaßen die Hölle heiß mit ihrer gesunden Ernährung, das ist nicht auszuhalten. Dann lieber wieder allein. Oder besser: der neue verbesserte Sven 2.0 sucht sich eine *nette* Freundin. Ich habe immerhin einiges zu bieten.“

Dr. Sven Justus war erst seit einigen Jahren bei der Berliner Polizei, zuvor hatte er eine eigene Praxis als Psychologe betrieben und einige Ratgeber geschrieben. Seine Bücher waren so erfolgreich gewesen, dass er ein gerngesehener Gast in diversen TV-Talkshows geworden war. Es wurde gemunkelt, er sei so reich, dass er nur aus Freude an der Arbeit die Stelle bei der Polizei angenommen hatte.

Er war genau wie Falk, solange Amaryllis ihre beiden Kollegen kannte, fast immer Single gewesen. Seit einiger Zeit hatten die beiden allerdings die Vorzüge einer Dating-App für sich entdeckt und befanden sich auf Freiersfüßen. Bislang hatte Falk, der mit seinen hellbraunen Locken, den blauen Augen und seiner lockeren Art gut bei Frauen ankam, mehr Erfolge verbuchen können, doch hielten seine Beziehungen immer nur kurz, was ihn zunehmend frustrierte.

„So gern ich mehr prickelnde Details aus deinem Liebesleben, das sich offenbar auf der Waage abspielt, hören würde, ich muss gleich los. Es ist fast sechs und ich muss Töchterchen Aline vom Schwimmen abholen“, unterbrach Falk seinen Kollegen. „Was verschafft uns die Ehre deines Besuches?“

„Euer neuer Fall natürlich. Der mysteriöse Tod einer Schülerin auf einer psychiatrischen Station, wenn ihr da meine Hilfe nicht braucht, dann weiß ich es auch nicht.“

„Wir haben tatsächlich gerade über dich gesprochen“, gab

Amaryllis zu. „Wir dachten, es sei eine gute Idee, wenn du mit zu einigen Zeugenbefragungen kommst. Die Eltern des Mädchens haben außerdem, mal vorsichtig ausgedrückt, ungewöhnlich auf den Tod ihrer Tochter reagiert. Da würde uns deine Meinung sehr interessieren."

„Die Eltern waren offenbar auch dagegen, dass ihre Tochter stationär in einer Klinik behandelt wird, ein Ethiklehrer ihrer Schule hat sich für das Mädchen stark gemacht", ergänzte Falk.

„Wie alt war das Mädchen?", fragte der Psychologe nach, dem anzusehen war, dass sein Interesse an diesem Fall bereits groß war.

„Sie ist vor ein paar Tagen siebzehn geworden."

„Sie ist also mit sechzehn gegen den Willen ihrer Eltern stationär in der Psychiatrie aufgenommen worden. Da muss eine gravierende Diagnose vorliegen", vermutete Sven Justus.

„Selbstverletzung und Depressionen", informierte Amaryllis ihn. „Und direkt gegen den Willen der Eltern war sie wohl nicht dort, aber die Eltern waren auf keinen Fall die treibende Kraft hinter der Aufnahme."

„Das könnte man auch anders interpretieren", murmelte Falk, kam aber nicht mehr dazu, seine Theorie zu erklären, da sein Handy klingelte.

„Das war Benita", ließ er seine Kollegen wissen, nachdem er das Gespräch beendet hatte. „Sie hat die Obduktion von Ella durchgeführt. Wir sollen zu ihr in die Gerichtsmedizin kommen."

„Hat sie dir gesagt, was die Todesursache war?", wollte Amaryllis wissen.

„Du kennst doch Benita, die macht es gerne spannend. Natürlich hat sie mir keine Details erzählt, nur so viel: Sie konnte nicht eindeutig feststellen, ob es sich um Mord oder

Selbstmord handelt, eines natürlichen Todes ist das Mädchen jedenfalls nicht gestorben."

12.

Die langen Gänge der Gerichtsmedizin waren leer, als Amaryllis Winter und Falk von Heeren zum Büro von Benita Hüther gingen.

„Jetzt kann ich mir wieder fünf Tage lang anhören, dass Aline mit hoher Wahrscheinlichkeit an der Erkältung sterben wird, die sie sich zugezogen hat, weil ich sie nicht vom Schwimmen abgeholt habe und sie mit nassen Haaren nach Hause laufen musste“, seufzte Falk. „An einem Tag wie diesem kommen einem solche Lappalien besonders nichtig vor. Der Gedanke an ein totes Mädchen, das sich selber verletzt hat und am Ende entweder ermordet wurde oder in ihrer Verzweiflung den Selbstmord gewählt hat, rückt einiges in ein anderes Licht.“

Aline war fast 17 Jahre alt und die mittlere von Falks drei Töchtern, die er im Wechselmodell mit seiner Ex-Frau betreute. Falk von Heeren war ein engagierter Vater, der sich viel Zeit für seine Kinder nahm, dennoch war das Verhältnis zu seinen beiden älteren Mädchen in den vergangenen Monaten angespannt gewesen. Die beiden nahmen ihm übel, dass er nach einer langen Zeit als Single innerhalb von kurzer Zeit einige

Freundinnen gehabt hatte.

„Selber ständig über Jungs sprechen, aber dem eigenen Vater das Liebesleben verleiden, nur weil sie sich nicht vorstellen können, dass man in meinem Alter nicht nur eins haben kann, sondern sogar eins haben sollte“, hatte er Amaryllis erklärt, als er einmal mehr schlecht gelaunt zum Dienst erschienen war.

Benita Hüther telefonierte, als die beiden Kommissare in ihr Büro traten. Sie winkte ihnen, sich hinzusetzten.

„Ich bin gleich fertig, ich brauche nur eine Information“, erklärte sie leise und wandte sich wieder ihrem Gespräch zu.

„Das wird spannend“, sagte sie schließlich. „Ich habe gerade mit der Station gesprochen, wo Ella untergebracht war. Leider konnten sie mir nicht sofort weiterhelfen. Sie müssen morgen genauer überprüfen, ob Ella irgendwie an Salz gekommen sein könnte und wenn ja, welche Menge sie entwendet hat.“

„Ich liebe es, wenn du in Rätseln sprichst“, knurrte Falk. „Was hat es mit dem Salz auf sich?“

„Dir auch einen wunderschönen guten Abend“, lächelte Benita. „Freut mich, dass ihr hier seid, darf ich euch ein abgestandenes Leitungswasser anbieten? Etwas anderes habe ich leider nicht vorrätig.“

„Also? Mord? Selbstmord? Salz? Klär uns auf.“ Falk trommelte mit den Fingern auf den Tisch.

„Schon gut. Die Obduktion von Elisabeth Heisig hat ergeben, dass das Mädchen an einer Lungenembolie gestorben ist. Das konnte ich eindeutig feststellen. Auch die Ursache, warum ein so junges gesundes Mädchen eine Lungenembolie bekommen hat, konnte ich eindeutig klären. Es bleiben aber eine Menge Fragen offen, Fragen, die ihr klären müsst.“

Benita stand auf und schloss das Fenster, durch das kühle

Luft in ihr Büro geweht war. „Der Herbst kommt dieses Jahr früh“, seufzte sie und setzte sich wieder hin. „Bevor ihr mich wieder anmeckert, dass ich euch zu lange auf die Folter spanne, mache ich weiter.“ Sie deutete auf ein Blatt auf ihrem Schreibtisch. „Der Natriumwert in Ellas Blut war nicht nur deutlich erhöht, er ist durch die Decke gegangen.“

„Natrium?“, fragte Amaryllis nach. „Das ist doch Salz.“

„Kochsalz wäre Natriumchlorid, aber ja, du hast recht, es geht um Salz“, stimmte die Gerichtsmedizinerin ihr zu. „Ella muss in der Zeit kurz vor ihrem Tod eine sehr große Menge Salz zu sich genommen haben, anders ist der Wert nicht zu erklären. Ich habe die Pfleger im Krankenhaus gefragt, das Mädchen hatte weder Durchfall noch Erbrechen in den letzten Tagen, was den Natriumwert ebenfalls erhöhen könnte, wenn auch nicht so stark meiner Meinung nach.“

„Und dieser erhöhte Natriumwert hat zu einer Lungenembolie geführt?“, wunderte sich Falk. „Ich war in Biologie immer schlecht, weiß aber, dass meine Oma stets beim Essen gesagt hat, dass meine Mutter viel zu viel Salz verwende, was uns alle ins Grab bringen werde. Mir war damals nicht klar, dass sie das wörtlich gemeint hat und meine Mutter offenbar eine bösartige Giftmischerin war, die ihre eigene Familie auslöschen wollte.“

„Oma hatte vollkommen recht“, grinste Benita. „Aber mal ernsthaft, Natrium ist ein Mineralstoff, der zur Gruppe der Alkalimetalle gehört. Im menschlichen Körper kommt es wie alle anderen Elektrolyte in gelöster Form vor. Natrium ist der wesentliche Bestandteil der extrazellulären Flüssigkeit, also der Flüssigkeit, die sich zwischen und außerhalb der Zellen befindet – im Blut und im Lymphsystem.“

Die Medizinerin deutete auf den Wasserhahn über dem

kleinen Waschbecken, das in einer Ecke des Raumes angebracht war. „Ihr hättet das Leitungswasser annehmen sollen. Wetten, ihr kriegt Durst, wenn ich mit meinem kleinen Exkurs in die Welt des Salzes fortfahre. Das ist so, wie es manche Leute sofort überall juckt, wenn man über Spinnen oder Zecken spricht."

„Super, jetzt habe ich Durst und will mich kratzen", maulte Falk. „Also, weiter im Programm, davon abgesehen, dass ich heute noch nach Hause möchte, würde ich jetzt wirklich gerne wissen, wie das Mädchen zu Tode gekommen ist."

„Natrium spielt für den Wasserhaushalt des Körpers eine große Rolle. Der Elektrolyt wirkt wie ein Magnet auf das Wasser, zieht es also an. Die Natriumkonzentration im Körper steuert den Wassergehalt des Gewebes. Der Prozess wird im Wesentlichen durch die Nieren und einige Hormone reguliert. Befindet sich zu viel Natrium im Organismus, hält die Niere Wasser zurück, um das Natrium zu verdünnen. Besteht dagegen ein Natriummangel, wird mehr Wasser ausgeschieden und somit das verbleibende Natrium im Körper konzentriert."

Benita deutete auf das Plakat mit einem männlichen Körper darauf, auf dem Organe, Sehnen und Muskeln eingezeichnet waren. „Ein menschlicher Körper von 70 Kilogramm sollte ungefähr einen Natriumgehalt von 100 Gramm aufweisen. Bei Ella, deren Körpergewicht zum Zeitpunkt des Todes 56 Kilogramm war, lag der Wert so weit darüber, dass ich einen Spezialtest durchführen musste, um ihn genau zu bestimmen, das wird dauern. Ich kann jedoch bereits sagen, dass er mit Sicherheit über 400 Gramm lag und damit im kritischen, um nicht zu sagen im tödlichen Bereich."

Amaryllis und Falk sahen sich kurz an. „Ein Mord mit Salz? Das hört sich ziemlich unmöglich an. Wie würde man einen Menschen dazu bringen, freiwillig so viel Salz zu essen? Ich würde mal denken, man übergibt sich ziemlich zügig, wenn man Salz pur in größeren Mengen gegessen hat", wandte Falk ein.

„Wenn du mir genau zugehört hast, habe ich nicht von Mord gesprochen. Ich habe gesagt, dass eine Menge Fragen nach der Obduktion offengeblieben sind und dass ihr die klären müsst. Die Vermutung, dass es sich um Mord oder zumindest Totschlag handelt, liegt nahe, das Mädchen könnte das Salz natürlich freiwillig zu sich genommen haben, um sich umzubringen. Fällt aber schwer zu glauben."

„Auch nicht schwerer zu glauben, als dass jemand ihr derartige Mengen Salz mit Gewalt eingeflößt hat", wandte Falk ein.

„Irgendwie kommt mir die Sache mit dem Salz bekannt vor." Amaryllis schaute ihre Kollegin fragend an. „Wir hatten sicher noch keinen Fall, bei dem jemand durch Salz zu Tode gekommen ist, hast du eine Idee, wo ich das schon mal gehört habe?"

„Die habe ich. Ich bin erstaunt, dass ihr nicht sofort danach gefragt habt. Vor sechs Jahren starb in Berlin eine junge Frau an den Folgen einer Kochsalzvergiftung. Ihr Ehemann hatte eine Art Wunderheiler beauftragt, seine Frau zu kurieren, da diese keine Kinder bekommen würde. Man beachte, dass es für den Mann ausgeschlossen gewesen zu sein schien, dass er vielleicht das Problem war. Aber egal. Der Wunderheiler hat eine Art Exorzismus durchgeführt, bei dem die Frau jeden Tag 1,5 Liter Salzwasser trinken musste. Am letzten Tag der Kur war das Wasser mit 64 Gramm Kochsalz versetzt, exakt ein Gramm pro Kilo Körpergewicht der Frau. Die Dosis erwies sich als tödlich, trotz Reanimation verstarb die Frau im Krankenhaus an einer beidseitigen Lungenarterienembolie und einem Hirnödem."

„Stimmt, ich erinnere mich", sagte Falk. „Gab es nicht sogar mal einen Fall, wo ein Kind von der Lebensgefährtin des Vaters gezwungen wurde, stark versalzenen Schokopudding zu essen, woran es gestorben ist?"

„Exakt den Fall gab es auch schon," nickte Benita.

„Theoretisch ist es also ein Einfaches, einen Menschen mit Salz zu töten, praktisch aber letztendlich doch nur schwer durchführbar, außer das Opfer macht mit, wie die Frau, die sich dem Wunsch des Ehemanns gebeugt und gemacht hat, was der Wunderheiler wollte. Oder wie das kleine Kind, das sich nicht getraut hat, der Stiefmutter zu widersprechen oder einfach nur endlich zurück auf den Spielplatz wollte." Amaryllis spielte nachdenklich mit dem Stift in ihrer Hand. „In beiden Fällen war der Tod sicher nicht beabsichtigt, wie lebt man mit so etwas hinterher? Aber das ist nicht unser Thema, also weiter. Was passiert im Körper, wenn man derartige Mengen Salz zu sich nimmt?"

„Einfach gesagt, der Wasserhaushalt gerät durcheinander. Der Körper setzt alles daran, das überschüssige Salz durch Wasser auszuscheiden. Der Körper eines normalen Erwachsenen besteht ungefähr zu 70 Prozent aus Wasser. Wird zu viel dieses Wassers beim Versuch, das Salz loszuwerden, verbraucht, gewinnt das Blut an Volumen, der Blutdruck steigt, ein Schock kann die Folge sein, es kommt zu Ödemen, die zu Atem- oder Herzstillstand führen."

„Es ist aber ausgeschlossen, dass Ella zufällig zu viel Salz zu sich genommen hat? Zum Beispiel mit dem Essen über einen längeren Zeitraum?", hakte Falk nach.

„Absolut. Der Mensch benötigt zwischen drei und fünf Gramm Salz pro Tag. Eine Menge von bis zu zehn Gramm täglich kann er kurzfristig gut verarbeiten, wenn man langfristig viel zu viel Salz isst, drohen gesundheitliche Schäden. Die Salzdosis, die Ella genommen hat, war definitiv tödlich, sie dürfte an die 100 Gramm an einem Tag zu sich genommen haben, wahrscheinlich wurde das Salz in Wasser aufgelöst und sie hat die Mischung getrunken. Auch wenn jemand gerne stark gesalzene Speisen mag, ist das eine Menge, bei der jegliches Essen einfach nur widerlich schmeckt."

„Mir wird ganz schlecht bei dem Gedanken, derartig viel Salz zu essen." Falk schüttelte sich. „Nennt mich empfindlich, aber ich habe schon als Kind das absolute Grausen gekriegt, wenn ich im Sommerurlaub aus Versehen Meerwasser geschluckt habe."

„Geht mir genauso. Daher bleibt für euch die Frage: Hat Ella eine derartige Willenskraft besessen, sich selber mit Salz zu töten, oder ist sie dazu gezwungen worden?" Benita machte eine Pause und sah ihre Kollegen an. „Wenn ihr mich fragt, bin ich sicher, dass Letzteres der Fall ist, und ich denke, dass ich es auch beweisen kann."

Die Medizinerin zog ein Foto aus einem Stapel auf ihrem Schreibtisch und befestigte es mit einem Magneten an einem Whiteboard an der Wand.

„Das ist der rechte Arm von Ella. Sieht schlimm aus, ich weiß", sie deutete auf eine Unmenge von kleinen Narben, die über den gesamten Arm verteilt waren. „Alles Stellen, wo sie sich geritzt hat. Aber das meine ich nicht. Sie sind unter der ganzen verletzten Haut nur schwer zu erkennen, aber am Arm befinden sich mehrere blaue Flecke, einige etwas älter, andere ziemlich frisch, ich würde tippen höchstens ein paar Stunden alt. Größe, Form und Lage der Flecke sind ziemlich eindeutig: Jemand hat das Mädchen mit großer Kraft festgehalten. Gegen seinen Wilen."

„Um sie am Weglaufen zu hindern“, vermutete Falk düster. „Und um sie zu zwingen, das Salzwasser zu trinken.“

13.

Amaryllis Winter hängte ihre tropfnasse schwarze Regenjacke an den Wandhaken und legte eine Plastiktüte auf die Erde darunter, als sie am nächsten Morgen im Büro eintraf. „Es regnet seit gestern Abend nonstop in Strömen, wo haben die Wolken das ganze Wasser her?“

„Das kann ich dir erklären. Das lernt man in der Grundschule, so streberhaft wie du tust, hätte ich eigentlich gedacht, dass du an deinem Tisch in der ersten Reihe aufgepasst hast. Oder warst du so damit beschäftigt, deinen Lehrer anzuhimmeln, dass du nicht mitgekriegt hast, wie Regen entsteht? Kleiner Tipp, ein Regentanz hilft nicht.“

Falk machte ein fröhliches Gesicht und deutete auf einen Coffee-to-go-Becher auf Amaryllis‘ Schreibtisch. „Habe mir die Freiheit genommen, dir einen Cappuccino mitzubringen. Im Notfall trinke ich ihn selber, falls du endgültig zu den Teetrinkern übergelaufen bist.“

Amaryllis musterte ihren Kollegen kritisch. „Date? Gut gelaufen, obwohl man in deinem Fall wohl eher fragen müsste: schlecht zu Fuß? Sprich, die Dame war nicht schnell genug auf den Bäumen, als sie dich gesehen hat?"

Die Kommissarin setzte sich an ihren Schreibtisch. „Danke für den Kaffee. Liegen die Arztberichte von Ella aus dem Augustus schon vor?"

„Da gibt es ein kleines Problem, die Unterlagen sind da, aber der Vater von Ella hat heute Morgen bereits angerufen und auf Schärfste dagegen protestiert, dass wir so einfach in den Akten seiner Tochter herumschnüffeln."

„Das ist unangenehm, aber kein Problem, oder? Es besteht der Verdacht einer Straftat, wir haben einen richterlichen Beschluss, dass wir die Akten einsehen dürfen, da kann der Vater nicht viel gegen machen."

„Nein, kann er nicht, aber er versucht es. Das Wort Problem war falsch gewählt. Die Frage bleibt, warum der Mann sich so anstellt. Seine Tochter ist tot, es müsste ihm ein Anliegen sein, herauszufinden, warum. Zumal bislang alles auf Mord hindeutet."

„Sollte man meinen, aber mit dem Herrn ist irgendetwas komplett falsch, da sind wir uns wohl einig. Wir sollten die Unterlagen so schnell wie möglich durchsehen und prüfen, ob Benitas Obduktionsergebnisse darin bestätigt werden und den Heisigs im Anschluss einen Besuch abstatten."

Benita Hüther hatte ihre Annahme, dass Ella Heisig gezwungen worden sein könnte, das Salzwasser zu trinken, neben den frischen blauen Flecken an ihren Armen auch damit begründet, dass es der Schülerin zum Zeitpunkt ihres Todes vermutlich psychisch besser ging.

„Wenn man sich die Arme des Opfers ansieht, kriegt man erstmal einen Schreck. Alles voll mit Narben, vor allem an den Oberarmen. Ich bin kein Experte, aber soweit ich in Erfahrung gebracht habe, ritzen sich die meisten eher in die Unterarme.

Bei Ella wirkt es so, als habe sie sich bewusst an Körperstellen verletzt, die immer von Kleidung bedeckt sind. Ob das eine Bedeutung hat, weiß ich nicht“, hatte sie den beiden Kommissaren erklärt.

„Verstehe. Selbst im Sommer verdeckt ein T-Shirt zumindest den oberen Teil des Armes“, hatte Falk gesagt.

„Genau. So wie ich es sehe, dürfte Ella sich nicht über Jahre geritzt haben, sondern über einen eher kürzeren Zeitraum, dafür aber umso intensiver. Ihre Arme müssen ihr unglaubliche Schmerzen bereitet haben, so viele kleine Wunden hat sie sich innerhalb kürzester Zeit zugefügt. Viele kleine Wunden ergeben irgendwann allerdings eine große Wunde. Die Narbenstruktur lässt den Schluss zu, dass sich diese große Wunde entzündet haben dürfte. In ihrer Not ist sie offenbar auf die Unterarme und ihre Oberschenkel ausgewichen. Dort hat sie allerdings sehr wenige Narben.“

„Hattest du nicht eben gesagt, du würdest davon ausgehen, dass es ihr bei ihrem Tod nicht mehr so schlecht ging?“, hatte Amaryllis nachgefragt.

„Sämtliche Wunden, die ich an Ellas Körper gefunden habe, waren komplett verheilt. Einige Narben waren schon etwas verblasst, andere deutlich gerötet. Je blasser eine Narbe ist, desto älter ist sie. Meiner Auffassung nach hat sich das Mädchen seit ein paar Wochen, vielleicht sogar Monaten nicht mehr geritzt.“

„Du denkst also, dass die Therapie bei Ella Erfolge gezeigt hat, sie psychisch auf dem Weg der Besserung war und sich selber nicht mehr verletzt hat?“

„So ist es. Und wenn diese Vermutung zutrifft, dann wäre es schon merkwürdig, dass Ella sich ausgerechnet jetzt das Leben genommen hat.“

„Ich habe mal gehört, dass depressive Menschen manchmal Selbstmord begehen, wenn es ihnen besser geht, einfach weil sie in ihren ganz schweren depressiven Phasen nicht die Kraft dazu haben", hatte Amaryllis dagegengehalten.

„Da weiß ich nicht, ob das stimmt, das müsst ihr Sven Justus fragen. Auch Ellas Ärzte im Krankenhaus werden das sicher beurteilen können." Benita hatte begonnen, ihre Unterlagen zusammenzuräumen. „Mehr kann ich momentan nicht für euch tun."

Der Regen hatte sich mittlerweile nochmals verstärkt und es war dunkel im Büro der beiden Beamten der Mordkommission geworden. Amaryllis machte das Licht an und nahm einen Schluck von ihrem Kaffee.

„Ella müsste im Vorfeld ihres Krankenhausaufenthaltes bei einem Kinderarzt oder wahrscheinlicher bei einem Kinderpsychologen oder -psychiater gewesen sein. Sie wird sich kaum selber ins Krankenhaus eingewiesen haben. Den sollten wir ebenfalls befragen."

„Ich habe den Namen des Arztes in den Unterlagen gefunden und bereits angerufen, aber niemand erreicht. Laut Ansage auf dem Anrufbeantworter ist die Praxis wegen Urlaubs geschlossen, leider wird kein Datum angegeben, wann dieser Urlaub vorbei ist."

Es war eine Zeit lang still, während die Kommissare die Krankenakten der toten Siebzehnjährigen durchgingen.

„Da zerreißt es einem bereits beim Lesen das Herz", erklärte Falk schließlich. „Das Mädchen war vollkommen fertig mit der Welt. Und das in dem Alter!"

„Allerdings", stimmte Amaryllis ihm zu. „Ich frage mich, ob Benita wirklich recht hat mit ihrer Annahme, dass es Ella besser ging, seitdem sie in der Klinik war. Am Ende eines jeden

Therapieprotokolls steht der Vermerk, dass ihre Therapeutin davon ausgeht, dass Ella nicht den wirklichen Grund angebe, was sie so extrem belastet.“

„Was kann eine Siebzehnjährige gesehen oder erlebt haben, das so schlimm ist, dass sie sich massiv selber verletzt, monatelang eine stationäre Therapie macht und trotzdem nicht darüber sprechen will?“, fragte Falk leise. „Ich habe das ungute Gefühl, dass dieser Fall ans Eingemachte gehen wird, trotz allem, was wir bei der Arbeit schon erlebt und gesehen haben.“

Amaryllis schwieg einen Moment. „Ich denke, wir könnten ein ganz anderes Problem haben“, sagte sie dann. „Ich habe gerade zufällig das Datum gesehen, an dem Ella in der Psychiatrie aufgenommen worden ist. Es war genau vor 10 Wochen und drei Tagen.“

„Und wo siehst du da ein Problem?“ Falk wirkte irritiert.

„Benita hat uns gestern nach der Obduktion gesagt, dass die Narben, die Ella durch ihr selbstverletzendes Verhalten hatte, bereits recht gut verheilt waren. Sie geht davon aus, dass Ella sich seit ein paar Monaten nicht mehr geritzt hat. Klingelt es bei dir?“

„Wenn das Mädchen erst zweieinhalb Monate in der Klinik war, würde das nach Benitas Einschätzung der Narben bedeuten, dass sie mit dem Ritzen bereits aufgehört hat, als sie noch daheim bei ihren Eltern gewohnt hat! Das heißt, es ging ihr bereits besser, als sie stationär aufgenommen wurde. Warum in drei Gottes Namen hat sie sich dann in die Psychiatrie einweisen lassen?“

14.

Mai 1936

Die Luft in der Sporthalle war nach einem langen Trainingstag zum Schneiden dick. Albert wischte sich das weiße Pulver, das an seinen Händen klebte, an seiner Sporthose ab und unterdrückte das Verlangen, so tief wie möglich Luft zu holen. Ihn widerte der Geruch des Schweißes anderer Menschen an, wenn er jetzt Luft holte, würde er das Gefühl nicht mehr loswerden, genau diesen Schweiß in seine Lungen gepumpt zu haben. Er atmete stattdessen mehrfach schnell ein und wieder aus, so dass er an das Hecheln eines Hundes denken musste. Er ließ seinen Blick durch die fast leere Halle schweifen. Das große Viereck, auf dem er vor wenigen Minuten noch selber seine Bodenkür geübt hatte, lag verlassen da. Ebenso das Reck, das Pferd, die Ringe, nur am Barren turnte ein Sportler.

Natürlich, dachte Albert verächtlich. *Gottfried, wer sonst?*

Woher nahm der Mann nur die Energie, den Ehrgeiz weiterzumachen? Egal wie sehr er sich anstrengte, er würde niemals für sein Land antreten dürfen. Oder war er wirklich so verblendet, dass er nicht verstand, dass weder Talent noch Training ihn jemals in die Mannschaft bringen würden. Die Mannschaft, die in wenigen Wochen bei den Olympischen Spielen in ihrer beider Heimatstadt Berlin antreten würde.

Albert beobachtete, wie Gottfried ein schwieriges Flugelement elegant und fehlerfrei absolvierte, und ging dann, so schnell er konnte, aus der Halle. Wenn er sich beeilte, konnte er duschen und die Sportstätte verlassen, ohne mit Gottfried reden zu müssen, der als Letzter dafür würde sorgen müssen, dass alle Lichter gelöscht waren.

Früher, ja früher, hätte er auf seinen Freund und Nachbarn gewartet, sie wären gemeinsam nach Hause gegangen, hätten auf dem Weg irgendwo etwas getrunken, über Frauen gesprochen, das Studium, ihre Arbeit, das gemeinsame Training. Was immer gerade ihr Leben beherrscht hatte, sie hatten es geteilt. Von Kindesbeinen an, waren sie doch in der gleichen Straße, nur wenige Tage und Meter voneinander entfernt geboren worden. Gottfried in der großen Villa, die sein Vater für die Familie gebaut hatte. Er selber ein paar Häuser weiter in einer kleinen Maisonettewohnung, mehr hatte der Vater seiner Familie von seinem Gehalt als Schaffner bei der Bahn nicht bieten können. Alberts Turnbegabung und sein Wunsch, Arzt zu werden, hatten das knappe Budget der Familie mehr als belastet.

Für Gottfried war der Standesunterschied nie ein Problem gewesen. Albert schnaubte verächtlich. Es war leicht, wenn man nach unten blicken konnte und sich nicht wie er, Albert, den Kopf verrenken musste, wenn man zu anderen aufblickte.

Sie hatten im gleichen Jahr geheiratet, ihre Frauen waren wie selbstverständlich ebenfalls Freundinnen geworden. Als Josef,

Alberts erster Sohn, vor drei Jahren geboren worden war, hatten sie sich volllaufen lassen, obwohl sie mitten im Training waren. Es war der Abend gewesen, an dem Albert das schmutzige Geheimnis seines besten Freundes entdeckt hatte. Nichts war seitdem mehr, wie es gewesen war, auch wenn Albert so tat, als wisse er von nichts. Zunächst war es der Schock darüber gewesen, wer sein Freund wirklich war, der ihn hatte erstarren lassen. Die Ungläubigkeit, die Verzweiflung war irgendwann in Wut, blanken Hass umgeschlagen. Hass, dass Gottfried ihn so hatte täuschen können, dass der Mann, den er für einen Bruder gehalten hatte, ihn so hintergangen, so beschmutzt hatte.

Albert sah auf die große Wanduhr in der Umkleidekabine, er musste sich beeilen. Gleich würde er die beiden Männer treffen, die ihm helfen sollten sicherzustellen, dass Menschen wie Gottfried keinen Schaden mehr anrichten konnten.

15.

Das Haus der Familie Heisig lag hinter einer dichten Koniferenhecke, durch die man nur gelegentlich ein paar rote Klinkersteine erahnen konnte. Das breite Tor, an dem ein großes Schild „Parken verboten“ hing, war verschlossen, an der modernen Gegensprechanlage mit Kamera war kein Namensschild angebracht. Es war später Vormittag und die beiden Kommissare waren Richtung Zehlendorf gefahren, um die Eltern der toten Elisabeth Heisig erneut zu befragen.

„Die beiden sind Ärzte und haben ihre Praxis hier im Haus“, wunderte sich Falk. „Woher wissen die Patienten, wo sie reinmüssen?“

„Schau mal, dahinten scheint es einen zweiten Eingang zu geben.“ Amaryllis deutete auf das andere Ende der Hecke. „Ich glaube, da hängt ein Schild.“

Die beiden Kommissare liefen ein kurzes Stück und standen vor einer unscheinbaren Gartentür, neben der ein weißes Praxisschild angebracht war.

„Dr. Dr. Stefan Heisig, Facharzt für Allgemeinmedizin und

Neurologie. Dr. Sonja Heisig, Fachärztin für Allgemeinmedizin, Privatpraxis", las Falk vor. „Nicht schlecht, nur Privatpatienten, das dürfte das Haus in einem der hochpreisigen Bezirke erklären, die beiden verdienen sich wahrscheinlich eine goldene Nase."

„Wir haben von dem Haus bislang lediglich ein paar rote Backsteine gesehen", erwiderte Amaryllis. „Nur weil die beiden ausschließlich Privatpatienten behandeln, müssen sie nicht automatisch steinreich sein, obwohl ich zugeben muss, dass die Sprechzeiten nicht gerade darauf hindeuten, dass sie sich zu Tode schuften."

Tatsächlich war die Praxis des Arztehepaars nur an Vormittagen geöffnet, am Mittwoch sogar ganztätig geschlossen.

„Vielleicht machen sie nachmittags Hausbesuche", vermutete Falk ironisch. „Wir tun jetzt mal kurz, als wären wir Gutmenschen, und denken nur das Beste. Klingeln wir an der Privattür oder hier?"

„Vorne, erstens ist die Praxis nicht geöffnet und zweitens hat niemand gerne die Polizei im Wartezimmer stehen. Schon gar nicht die Mordkommission. Es würde mich nicht wundern, wenn die Praxis sowieso wegen des Todesfalls in der Familie länger geschlossen bleibt."

„Warten wir es ab. Der Auftritt der beiden in der Klinik und das Anwaltsgesuch gegen die Obduktion von Ella wirken immer noch nach, so merkwürdig war das alles. Es würde mich nicht wundern, wenn die weiterarbeiten, als sei nichts geschehen. Aber vielleicht standen die beiden tatsächlich unter Schock und präsentieren sich heute normaler."

Es war der Vater von Ella, der die beiden Kommissare ins Haus ließ und in ein geräumiges Wohnzimmer führte, das altmodisch-elegant, aber dennoch gemütlich eingerichtet war. Amaryllis hatte das Gefühl, als sei die Zeit in dem Raum stehen geblieben. Dunkles Holz, Antiquitäten und Ölgemälde ließen sie an alte britische Fernsehserien ihrer Kindheit denken. Auch die Kleidung von Stefan Heisig passte exakt ins Bild. Er trug eine beige Cordhose, ein hellblaues Hemd mit einem weinroten Pullunder darüber und dazu ein braunes Wollsakko mit Fischgrätmuster. Wenn die Kommissarin es nicht besser gewusst hätte, hätte sie vermutet, einen Adeligen vor sich stehen zu haben, der nicht mitbekommen hatte, dass mittlerweile das 21. Jahrhundert begonnen und die Welt sich komplett verändert hatte.

„Kann ich Ihnen etwas zu trinken anbieten", fragte Dr. Heisig nun freundlich. Nichts erinnerte mehr an den verhärmt wirkenden Mann, der im Krankenhaus so unsympathisch gewesen war. „Vielleicht einen Tee oder einen Kaffee, es ist kalt geworden in den vergangenen Tagen." Er verließ den Raum, ohne eine Antwort abzuwarten.

„Was war das denn?", fragte Falk erstaunt. „Ist das wirklich der gleiche Mann, den wir gestern im Krankenhaus getroffen haben oder ist das eine Art verschollener Zwilling, der 100 Jahre vor ihm geboren wurde und in einer Zeitkapsel überlebt hat?"

Er deutete auf ein Ölgemälde, auf dem ein Stillleben mit Äpfeln zu sehen war. „Wo sind wir hier hingeraten? Downton Abbey für Arme? So altmodisch-abgefahren war ja nicht mal die Villa der alteingesessenen Familie Winter eingerichtet, bevor die abtrünnige Tochter aus New York sie mit Hund und Baby versaut hat."

Amaryllis runzelte die Stirn ob der Bemerkung ihres Kollegen über ihre Herkunft, kommentierte sie aber nicht. Die Kommissarin war als Tochter eines deutschen Diplomaten und einer indischen Modedesignerin in Asien und Südamerika aufgewachsen, bevor ihre Eltern sich in New York niedergelassen hatten, wo Amaryllis zur Überraschung ihrer Familie die Ausbildung bei der Polizei begonnen hatte. Ihr Vater stammte aus Berlin, wo die Familie Winter eine mondäne Villa im vornehmen Ortsteil Dahlem besaß. Nach der Scheidung von ihrem ersten Ehemann Max war Amaryllis nach Deutschland gekommen, um ihre Wunden zu heilen und ihre erkrankte Großmutter zu pflegen. Aus einer kurzen Auszeit war eine Entscheidung fürs Leben geworden und nach dem Tod ihrer Großmutter hatte die Kommissarin die Villa im Grunewald übernommen. Da sie sich den Unterhalt des großen Anwesens nicht leisten konnte, aber kein Geld von ihren wohlhabenden Eltern annehmen wollte, war das Haus umgebaut und in drei Wohneinheiten aufteilt worden, von denen zwei vermietet wurden. In der dritten lebte Amaryllis mit ihrem Lebensgefährten Nikolas, der gemeinsamen Tochter Ava und Hund Willi.

Trotz der klaren Spitze in Falks Bemerkung musste sie ihm insgeheim recht geben. Das Haus der Heisigs hatte tatsächlich Ähnlichkeit mit ihrem Haus und dessen Einrichtung, als ihre Großmutter dort gelebt hatte. Alles wirkte teuer, nobel und strahlte doch eine ordentliche Portion britisches Understatement und eine Art elegante Spießigkeit aus.

„In einem Punkt stimme ich dir zu, sowohl vom Aussehen als auch von der Art kann ich kaum glauben, dass der Mann wirklich der gleiche ist, den wir im Krankenhaus getroffen haben“, sagte sie schließlich.

Im gleichen Moment ging die Tür auf und Stefan Heisig kam mit einem Kaffeetablett und gefolgt von seiner Frau Sonja zurück in das Zimmer. Die Mutter der toten Ella nickte den beiden Besuchern kurz zu und setzte sich in eines der dunklen Ledersofas, während ihr Mann Kaffee einschüttete.

„Wie können wir Ihnen helfen?“, fragte er, nachdem er sich ebenfalls gesetzt hatte.

„Wir würden Ihnen gerne ein paar Fragen über ihre Tochter stellen und die letzten Tage rekonstruieren, um herauszufinden, wie Ella sie verbracht hat.“

Stefan Heisig nahm mit fast aufreizender Langsamkeit seine Kaffeetasse in die Hand, trank einen Schluck und sah die beiden Kommissare schließlich durchdringend an. „Das Ergebnis der Obduktion kam für uns vollkommen überraschend, falls Sie darauf anspielen möchten, dass wir Ella das Salz gegeben haben.“

Amaryllis fiel erneut auf, dass der Mann eine merkwürdige Intonation beim Reden hatte, seine Worte klangen wie eine Art abgehackter Singsang, der einen zwang zuzuhören, aber gleichzeitig auf die Nerven ging.

„Wir möchten auf gar keinen Fall auch nur andeuten, dass wir denken, dass Ella das Salz von Ihnen bekommen hat. Zu diesem Zeitpunkt vermuten wir überhaupt nichts, wir sammeln nur Fakten“, erklärte Falk. „Wir gehen davon aus, dass Sie selbstverständlich ein Interesse daran haben, herauszufinden, wie Ihre Tochter gestorben ist.“

Amaryllis kannte ihren Kollegen gut genug, um die unterdrückte Wut in seinen Worten zu hören. Stefan und Sonja Heisig sahen komplett anders aus als bei der ersten Begegnung und gaben sich den beiden Polizeibeamten in ihrem Wohnzimmer gegenüber fast gastfreundlich, hatten aber auch jetzt den Tod ihrer Tochter weder bedauert noch hinterfragt.

„Selbstverständlich“, bemühte sich Sonja Heisig schnell zu sagen und legte ihrem Mann eine Hand auf den Arm, als wolle sie ihn beruhigen.

Die Frau, die bei ihrer ersten Begegnung im Krankenhaus ein dezentes, aber elegantes Bürooutfit getragen hatte, war an diesem Vormittag ebenfalls kaum wiederzuerkennen. Sie trug eine enge dunkelblaue Jeans, einen weinroten Wollpullover unter dem der weiße Kragen einer Rüschenbluse zu erkennen war. Trotz der Ballerinas, mit denen sie ihr Outfit vervollständigt hatte, hatte Amaryllis das Gefühl, die Frau habe gerade ein Werbefoto für eine Jagdzeitschrift gemacht.

„Wir sind beide Ärzte“, erklärte sie. „Wir haben den Obduktionsbericht, oder die Teile davon, die uns zugänglich gemacht wurden, gelesen und sind in der Lage die Fachausdrücke und Implikationen des Berichts zu verstehen und zu analysieren. Ich kann Ihnen versichern, dass wir Ella zu keinem Zeitpunkt Salz gegeben haben oder sie in unserem Haus freien Zugang dazu hatte.“

„Das glauben wir Ihnen natürlich gerne“, antwortete Falk mit kaum unterdrücktem Ärger in seiner Stimme.

Amaryllis wusste, dass ihm der Tod eines jungen Menschen immer besonders nahe ging und das offensichtliche Desinteresse der Eltern zusetzen musste. Sie war versucht, ihm ebenfalls die Hand beruhigend auf den Arm zu legen, sparte sich die Geste aber. Sie hoffte nur, dass seine Wut die Befragung der Eltern nicht beherrschen würde.

„Wir haben die Krankenakten ihrer Tochter aus dem Augustus-Klinikum erhalten, leider war Ihr Widerstand dagegen zwecklos“, fuhr Falk nun betont kühl fort. „Wir wissen also, dass Ihre Tochter sich geweigert hat, Sie zu sehen und es vorgezogen hat, die meisten Wochenenden, an denen sie zu ihren Eltern hätte fahren können, alleine im Krankenhaus zu verbringen. Sie hätten also gar keine Möglichkeit gehabt, Ihr

Kind hier zu Hause mit Salz zu vergiften.“ Er hielt einen Moment inne, nahm seine Kaffeetasse, trank ebenso langsam wie Stefan Heisig zuvor und sagte dann: „In den Akten steht allerdings, dass Ihre Tochter mehrfach geäußert hat, dass sie Angst vor ihren Eltern habe und sie deswegen nicht sehen wollte. Besonders große Angst hatte sie vor Ihnen, Herr Heisig.“

16.

Falk kramte in der Jackentasche seines verschlissenen Parkas, den er außer in den heißen Sommermonaten immer trug. Schließlich zog er eine Mini-Tüte Gummibärchen hervor, die bereits bessere Tage gesehen hatte, und hielt sie seiner Partnerin hin: „Vergibst du mir?"

„Sicher nicht", seufzte diese. „Obwohl es unwahrscheinlich ist, dass wir aus den beiden mehr herausgekriegt hätten, wenn du ihnen nicht gleich um die Ohren gehauen hättest, dass wir wissen, was in den Krankenakten ihrer Tochter über die familiäre Situation steht. Sie werden sich gedacht haben, dass die Akten der Mordkommission übergeben worden sind und sie keine Chance haben, zu vertuschen, was drinsteht. Nicht gedacht haben werden sie, dass zwei deutschen Beamte sich die Unterlagen so schnell zu Gemüte führen, und wir haben die Chance verpasst, zumindest etwas länger unvoreingenommen mit ihnen zu sprechen. Na ja, passiert ist passiert. Fahren wir los zu unserem nächsten Opfer."

Nachdem Falk von Heeren den Eltern der toten Ella an den Kopf geworfen hatte, dass die Polizei wusste, dass das Mädchen angeben hatte, Angst vor den eigenen Eltern zu haben, hatte Stefan Heisig die beiden Polizisten kühl angesehen und gesagt: „Das ist falsch."

Auf die Nachfrage von Amaryllis, was denn die Wahrheit sei, hatte er zunächst gezögert und schließlich erklärt: „Ich kenne Ihre Art von Menschen. Sie haben sich bereits ein Urteil gebildet, ohne zu wissen, was wirklich geschehen ist. Diese Meinung zu revidieren wird Ihnen nicht mehr gelingen, egal, was ich Ihnen jetzt erzähle. Nach meinem Dafürhalten können wir das Gespräch daher beenden. Wenn Sie Fragen haben, die nur meine Frau oder ich Ihnen beantworten können, stehen wir selbstverständlich zur Verfügung. Falls Sie nur abfragen wollen, was Sie bereits wissen, schlage ich vor, dass Sie es bei den Informationen aus Ihren Unterlagen belassen."

Die Kommissare liefen schweigend zu Falks Auto, das trotz der kurzen Zeit, die sie im Haus der Heisigs verbracht hatten, mit Blättern bedeckt war.

„Der Herbst macht ernst", seufzte Falk. „Vor ein paar Tagen habe ich die ersten Lebkuchen im Supermarkt gesehen. Warum vergeht die Zeit nur so verdammt schnell."

„Das musst du deinen Parka fragen. Ich bin irgendetwas zwischen erstaunt, beeindruckt und angeekelt, dass du den tatsächlich wieder aus dem Schrank herausgeholt hast. Allein schon, um das Ding nicht mehr zu sehen, bin ich geneigt, Klimawandel und ewigen Sommer als doch gar nicht so schlecht anzusehen. Hat der eigentlich Jahresringe, so wie ein Baum?"

„Dir fehlt das Verständnis für Klassiker. Das ist Vintage, absolut in. Außerdem, verglichen mit dem britischen Country-Mausoleum bei den Heisigs im Haus ist mein Parka quasi neuwertig."

„Was für merkwürdige Menschen. Die Eltern von Ella

wirkten diesmal zu Beginn etwas netter, aber erneut kein Wort oder Anzeichen der Trauer über den Tod des eigenen Kindes. So etwas habe ich noch nie erlebt. Aber der Mann hat nicht gänzlich unrecht mit seinen Vorwürfen. Ich habe sie im Kopf bereits vorverurteilt, obwohl es mein Job ist, genau dies nicht zu tun“, sagte Amaryllis nachdenklich. „Nur weil die beiden nicht nach außen trauern und in der üblichen Art mit Tränen und Schock auf den Tod ihrer Tochter reagieren, heißt das nicht, dass sie das alles kalt lässt.“

„Geht mir genauso“, gab Falk zu. „Es ist aber auch verdammt schwer, bei den beiden neutral zu bleiben. Ich bin sogar versucht zu sagen, dass sie nicht nach dem Mörder oder den Umständen des Todes ihrer Tochter fragen, weil sie die Antwort bereits kennen.“

„Es gibt bislang keinen Hinweis darauf, dass Heisigs ihre Tochter getötet haben könnten. Ganz im Gegenteil, die Fahndung nach dem mysteriösen Pärchen, das wir am Morgen von Ellas Tod auf dem Augustus-Campus gesehen haben, läuft auf Hochtouren. Wenn wir Verdächtige haben, dann die beiden“, konterte Amaryllis.

„Mag sein, aber mit der mageren Personenbeschreibung, die wir zur Verfügung haben, würde es mich wundern, wenn wir das Paar in der näheren Zukunft ausfindig machen. Außerdem, die Spurensicherung hat derartig viele Fingerabdrücke auf der Station gefunden, dass es purer Zufall wäre, wenn wir die des falschen Arztes herausfiltern könnten.“

Amaryllis schnallte sich an. „Weißt du, woran ich die ganze Zeit denken muss?“

„Nein, Schatz, das weiß ich nicht. Wir sind zwar das polizeiliche Pendant zu den sogenannten Best Friends forever, wie meine Töchter ihre Freundinnen nennen, die sie trotzdem alle paar Monate austauschen, aber deine Gedanken kann ich nicht lesen."

„Unsere Vermutung ist, dass der Mann, der sich als der Vater von Ella ausgegeben hat, das Mädchen in den zwei Wochen vor ihrem Tod ausspioniert hat. Da Besucher sich zwar an-, aber nicht wieder abmelden müssen, wissen wir nicht, wie lange er jeweils auf dem Gelände war. Aber so viel haben wir bereits herausgekriegt: Wenn Ella ihre dreißig Minuten Ausgang am Tag hatte, hätte er sich auf dem Campus befinden können. Er hat die Routine des Mädchens studiert, ihr schließlich aufgelauert und sie gezwungen, das Salzwasser zu trinken. Er wusste, dass die Dosis tödlich sein müsste, um ganz sicherzugehen, hat er den Notruf aus der Station abgefangen, sich als Arzt ausgeben und sichergestellt, dass Ella wirklich tot ist."

Falk nickte. „Soweit unsere Rekonstruktion der Ereignisse. Woran du die ganze Zeit denken musst, weiß ich deswegen trotzdem nicht."

„Die Frau hat danach nochmals versucht, auf die Station zu kommen, wahrscheinlich um Spuren zu verwischen. Spuren, die es nicht gegeben hat, da die Spurensicherung nichts gefunden hat, Fingerabdrücke lasse ich mal außen vor. Die beiden dürften gewusst haben, dass die in einem belebten Krankenhaus schwer nachzuverfolgen sind. Wahrscheinlich haben sie sowieso Handschuhe getragen."

„Und wieder eine gute Zusammenfassung unserer derzeitigen Theorie, was passiert sein könnte." Falk verzog das Gesicht. „Wäre schön, wenn du zum Punkt kommen könntest."

„Die beiden dürften Panik bekommen haben, als sie das Polizeiaufgebot auf dem Gelände bemerkt haben. Ich habe sie selber beobachtet, wie sie vom Eingang der Kinderklinik

Richtung Hauptausgang förmlich gerannt sind, die Gesichter gesenkt, damit niemand sie erkennt. Ihnen dürfte spätestens zu dem Zeitpunkt klar gewesen sein, dass sie sich auf ganz dünnem Eis bewegen und jederzeit entdeckt werden könnten."

Amaryllis sah ihren Partner erwartungsvoll an, der zuckte jedoch mit den Schultern.

„Ich habe keine Ahnung, worauf du hinauswillst."

„Ella wurde definitiv nicht auf der Station umgebracht oder genauer gesagt vergiftet. Benita hat nachgefragt, es wurde kein Salz aus der Stationsküche entwendet und es hätte dort auch gar nicht die Menge gegeben, die notwendig war, um Ella zu töten. Außerdem tritt der Tod bei einer Salzvergiftung nicht sofort ein." Amaryllis zog die Augenbrauen hoch, als könne sie nicht glauben, dass Falk noch immer nicht wusste, worauf sie hinauswollte. „Die Spurensicherung hat bislang weder einen passenden Behälter mit Salz gefunden noch ein Gefäß, in dem sich Salzwasser befunden hat."

„Du meinst, das Zeug liegt irgendwo auf dem Gelände des Klinikums rum, da die beiden sich nicht getraut haben, es einzusammeln?" Falk war anzusehen, dass er von der Theorie nicht überzeugt war.

„Ganz genau. Wofür sonst sollten die beiden die Tüten mitgebracht haben? Ich vermute, unser Mörder-Paar war bereits auf dem Rückweg nach Hause, als ihnen aufgefallen ist, dass sie einen Fehler gemacht und das Salz oder den Wasserbehälter auf dem Gelände vergessen haben. Es ist ein Riesenareal, aber ich denke, wir sollten den Campus des Krankenhauses absuchen lassen. Es würde mich nicht wundern, wenn wir dort etwas finden, was mit dem Mord an Ella zusammenhängt."

„Es sei denn, beide oder einer von ihnen war heute nochmals dort. Mist, da hätten wir früher dran denken sollen", ärgerte sich Falk nun.

„Ich denke nicht, dass sie sich das getraut hätten. Dem Mann muss bewusst sein, dass der Pförtner ihn erkennt. Die Frau hat mit einem Polizisten gesprochen. Nein, wenn es einen Beweis auf den Campus gibt, dann liegt er noch dort!“

17.

Der belgische Schäferhund sprang auf, als er Amaryllis sah und begann sofort ihre Hand abzulecken, nachdem die Kommissarin ihn erreicht hatte.

„Willi, mein Dicker, musst du Überstunden machen? Aber das machst du gerne für Frauchen, oder?", sagte sie liebevoll zu dem Hund, der sie mit treuen Augen ansah.

„Dass dein geliebter Partner und Vater deiner Tochter ebenfalls Überstunden macht, könnte dir egaler nicht sein, nehme ich an", fragte Nikolas Kretschmann, lächelte jedoch gutmütig dabei.

„Ihr kriegt beide zu Hause ein großes Leckerli", versprach Amaryllis, während Falk neben ihr die Augen verdrehte.

„Bei so viel Harmonie könnte ich würgen", bemerkte er. „Eigentlich war es bis auf das ständige Rumgeheule von Amaryllis im Büro gar nicht so schlecht, als ihr im ständigen Streit gelebt habt."

Nikolas machte seinem Hund Willi ein Zeichen, der sich sofort setzte und seinen Herrn erwartungsvoll anschaute.

Nikolas war Teamleiter einer der Berliner Hundestaffeln und hatte Falk und Amaryllis während eines Einsatzes vor einigen Jahren kennengelernt. Der stets lässig gekleidete Hundeführer und die Kommissarin hatten sich verliebt und waren ein Paar, seitdem Amaryllis kurz darauf ungeplant schwanger geworden war. Nach einigen Schwierigkeiten in der Vergangenheit war die Beziehung der beiden besser und stabiler denn je, was Falk gerne betont abfällig kommentierte, obwohl er es gewesen war, der dafür gesorgt hatte, dass das Paar wieder zueinandergefunden hatte.

„Schatz, du siehst einfach hinreißend aus. Diese schwarzen Haare, die Haut wie Milchkaffee, die Augen so dunkel und mysteriös wie ein See im Mondschein. Dazu diese schlanke Figur, die Größe eines Models, nie war ich verliebter in dich als in diesem Moment hier und jetzt", säuselte Nikolas Amaryllis so laut ins Ohr, dass Falk alles mithören konnte.

„Die Bösartigkeit deiner Partnerin färbt immer mehr auf dich ab", kommentierte Falk. „Schade, sehr schade." Er verzog das Gesicht. „Ihr wisst schon, dass sich die Leute über euch lustig machen. Ich glaube, sie nennen euch ‚the lady and the tramp' oder auch ‚Susi und Strolch'."

„Dann bin ich wenigstens meinen Spitznamen ‚CSI New York' los!", kommentierte Amaryllis fröhlich.

Tatsächlich hätten die Kommissarin und der Diensthundeführer kein ungleicheres Paar sein können. Amaryllis stach auch nach Jahren bei der Berliner Polizei mit ihrer eleganten Kleidung zwischen den Kollegen hervor und hatte wenige Freunde, was auf ihre unterkühlte Art und ihren extremen Ehrgeiz zurückzuführen war. Die Tatsache, dass sie in New York ausgebildet worden war, hatte ihr den Spitznamen ‚CSI New York' eingebracht, den sie verabscheute. Nikolas dagegen war selten in etwas anderem als Jeans und Turnschuhen anzutreffen und war aufgrund seiner offenen Art und seines Humors überall beliebt.

Alle drei lachten und Amaryllis nahm ihrem Freund Willis Leine aus der Hand. „Komm, wir beide gehen arbeiten, wir haben ja nicht alle Zeit der Welt."

„Ist ja schon gut, wir kommen", sagte Falk. „Frage mich allerdings, wo du überhaupt hinwillst. Haben wir Willi nicht angefordert, damit *er* uns zu den Spuren führt? Oder warst du in der Mittagspause heimlich hier und bist wie ein Trüffelschwein mit der Nase über den Boden, damit Willi endlich sieht, wie Spurensuche wirklich geht? Mit deinem Ehrgeiz verdirbst du es dir sogar mit einem Hund, was theoretisch unmöglich ist."

Amaryllis, die wusste, dass ihr Kollege mit seiner Bemerkung ins Schwarze getroffen hatte, warf ihm einen gespielt bösen Blick zu. Obwohl sie seit mittlerweile über fünf Jahren bei der Berliner Mordkommission arbeitete und mehrfach mit ihrem Arbeitseifer angeeckt war, schaffte sie es nicht, sich zu bremsen.

„Du kriegst dieses Jahr Weihnachten keine selbstgebackenen Lebkuchen", drohte sie und ging los. „Es ist kaum meine Schuld, dass du jeden Tag ab half fünf jaulst, dass du nach Hause willst. Einer von uns beiden muss schließlich die Arbeit erledigen."

Die beiden Kommissare hatten, nachdem sie das Haus der Heisigs verlassen hatten, eine Anfrage nach einem Suchhund gestellt, jedoch waren alle Teams für den Tag bereits ausgelastet. So hatten sie bis zum frühen Abend warten müssen, als sich Nikolas schließlich bereit erklärt hatte, mit Willi auf seinem Weg nach Hause beim Augustus-Klinikum vorbeizufahren.

„Wenn ihr nur ein Kleidungsstück von Ella habt, könnte das

eine schwierige Suche werden. Sie war zwei Monate in der Klinik, ist mindestens einmal pro Tag über das Gelände gelaufen. Der Geruch des Mädchens dürfte an einigen Stellen sein, das ist für jeden Spürhund ein Problem, wenn es mehr als eine Fährte gibt. Mit Glück erwischt er die frischeste Spur, dann könnte Willi uns tatsächlich zu dem Ort führen, an dem Ella sich zuletzt auf dem Gelände aufgehalten hat. Wenn er eine ältere Fährte aufnimmt, kann das dauern", hatte Nikolas die Hoffnung auf einen schnellen Erfolg gleich zu Beginn gedämpft.

Nikolas nahm seiner Freundin die Leine wieder aus der Hand und hielt seinem Hund eine Jeanshose hin. Die Hose hatte Ella am Nachmittag ihres Todestages getragen, wie zwei Pflegerinnen der Station den Kommissaren bestätigt hatten.

Der Hund schnupperte an der Hose und lief zielgerichtet los.

„Sieht gut aus", murmelte Nikolas und die drei Beamten folgten dem Schäferhund.

Eine knappe Stunde später standen sie vor einer Bank und Nikolas streichelte seinen Hund. „Wollt ihr weitermachen?", fragte er Amaryllis und Falk. „Willi hat uns zu ziemlich jeder Bank und jedem Platz geführt, wo Ella sich während ihrer Ausgangszeiten offenbar aufgehalten hat. Wahrscheinlich findet er noch mehr Stellen, wenn wir ihn weitermachen lassen. Die Frage ist, ob das zielführend ist?"

Falk zuckte mit den Schultern. „Du weißt es, ich weiß es und Willi weiß es, mag sein, dass wir eine weitere Suche nicht für sinnvoll erachten, aber Amaryllis wird erst ruhen, wenn Willi uns zu einem Beweis geführt hat oder tot umfällt."

„Du kennst mich zu gut. Also los, machen wir weiter. Ich habe das untrügliche Gefühl, dass Willi kurz vor dem

Durchbruch steht“, wischte Amaryllis die Bedenken ihrer Kollegen, wie von diesen vermutet, weg.

Tatsächlich schlug der Schäferhund mehrmals vergeblich an, bevor er sie schließlich an eine der Außenmauern des Geländes führte und neben einer Bank stehen blieb. Wie schon an den anderen Orten zuvor, untersuchten die beiden Kommissare die Umgebung und Amaryllis zog eine Plastiktüte aus einem Mülleimer. Sie öffnete die Tüte vorsichtig.

„Bingo!“, rief sie ihren Kollegen zu. „Es könnte natürlich Zufall sein, aber in der Tüte befindet sich eine 1,5-Liter-Plastikflasche, in der ein Rest einer weißlich trüben Flüssigkeit ist und die leere Papphülle einer 500-Gramm-Packung Salz. Ich würde sagen, wir haben die Mordwaffe gefunden.“

18.

Das Apartmenthaus, in dem der Ethiklehrer wohnte, der Ella Heisig geholfen hatte, sich in eine psychiatrische Klinik einweisen zu lassen, lag nur wenige Straßen vom Elternhaus des Mädchens entfernt. Es war ein unauffälliger grauer Bau, der wenig Charme ausstrahlte und in der von Einfamilienhäusern und alten Villen dominierten Gegend negativ auffiel. Der Rasen des großzügigen Vorgartens war schlecht gepflegt und von hohem Unkraut durchzogen. Eine Plastiktüte mit Müll lag neben der Haustür, als habe sich jemand den Weg zu den Müllcontainern sparen wollen.

Der Türsummer surrte, kurz nachdem die Kommissare geklingelt hatten, ohne dass jemand über die Gegensprechanlage nachgefragt hätte, wer da sei. Amaryllis und Falk gingen durch einen verdreckten Flur in den zweiten Stock.

„Gott, ist das ein Siff hier", schimpfte Falk, der auf etwas Schmieriges getreten war.

„Der Vermieter macht uns das Leben zur Hölle, er will den Kasten abreißen lassen und einen doppelt so großen schicken Neubau hochziehen, damit er die Mieteinnahmen vervierfachen kann", erklärte Armin Nasche, der an der offenen Wohnungstür auf seine Besucher gewartet hatte. „Die Hälfte der Mieter hat bereits aufgegeben, aber mich kriegt der nur mit einem Räumungsbescheid und der Polizei raus!"

Der Lehrer der toten Ella Heisig war ein gedrungener Mann, der eine ausgebleichte Jeans und ein leicht schmuddeliges Sweatshirt trug, an dessen Halsausschnitt man Tattoos sehen konnte. Auch der sichtbare Teil seiner Arme und einige der Finger waren mit Bildern verziert, mehrere Ohrringe rundeten das Bild ab. Seine dunkelbraunen Haare waren zu Rastazöpfen geflochten, die er zu einem dicken Pferdeschwanz zusammengebunden hatte. Erst auf den zweiten Blick fiel Amaryllis auf, dass auf dem blauen Sweatshirt des Mannes in verblichenen Buchstaben „Ich bin gegen alles" stand. Seine hellbraunen Augen waren stark gerötet, als leide er unter einer Allergie oder als habe er am Abend zuvor deutlich zu viel getrunken. Nasche hatte eine brennende Zigarette in der Hand, an der er nun zog, bevor er den Kommissaren mit einer Handbewegung deutete, ihm zu folgen.

Amaryllis stellte sich und Falk vor, beide hielten dem Mann ihre Dienstausweise zur Identifizierung hin und betraten die Wohnung, die wenig sauberer oder gepflegter als der Rest des Hauses wirkte. Überall lagen Papiere auf der Erde, alte Zeitungen, leere Bierflaschen und Getränkedosen standen in großen Einkaufstüten neben der Tür und warteten darauf, zurückgegeben zu werden. Ein paar alte Sessel, die den Eindruck machten, als seien sie wahllos vom Sperrmüll zusammengewürfelt worden, sowie ein Bett, das aus alten Holzpaletten und einer dünnen Matratze bestand, verstärkten den Eindruck, dass man sich in einer Studentenwohnung befand.

Nasche ist Gymnasiallehrer, arbeitet an der Schule, in die Ella ging, der müsste sich eigentlich eine etwas nettere Wohnung und Einrichtung leisten können, überlegte Amaryllis.

Sie schaute zu ihrem Kollegen, den sie lange genug kannte, um aus seinem Gesicht ablesen zu können, dass auch er sich über den Zeugen zumindest wunderte. Sein Auftreten und seine Kleidung schienen so gar nicht zu einem Lehrer an einem Gymnasium in einem der wohlhabenderen Stadtteile von Berlin zu passen.

Der Mann ließ sich auf einen der Sessel fallen, der aussah, als könne er jede Sekunde unter der Last zusammenbrechen. Er deutete auf die anderen Sitzgelegenheiten. „Setzen Sie sich doch", forderte er seinen Besuch auf.

Amaryllis folgte der Aufforderung, ertappte sich jedoch dabei, dass sie fasziniert auf die Wand hinter Nasche schaute, an der eine große Anzahl von selbstgebauten Schildern und Plakaten lehnte, die von Demonstrationen stammen mussten. Die meisten der Parolen richteten sich gegen die Staatsgewalt, einige forderten die Enteignung der großen Wohngesellschaften. Die politische Gesinnung des Mannes war unschwer zu erkennen und die Kommissarin fühlte sich leicht unbehaglich in ihrer Haut, denn eines der Plakate kam ihr nur zu bekannt vor.

Am 1. Mai hatten mehrere tausend Menschen im Berliner Grunewald demonstriert und die Enteignung der dortigen Villenbesitzer gefordert, zu denen auch Amaryllis zählte. Die Kundgebung war friedlich verlaufen, fast hatte es eine Art Partystimmung gegeben, doch das soziale Gefälle in Berlin, das fast täglich größer zu werden schien, heizte seit Jahren die Stimmung auf. Es schien nur eine Frage der Zeit zu sein, bis die Konflikte zwischen arm und reich weiter aufbrechen würden.

Obwohl Amaryllis sich von der Demo nicht bedroht gefühlt hatte, hatte diese doch ein leichtes Unbehagen in der gesamten Nachbarschaft hinterlassen, und damit wohl genau ihren Zweck erfüllt.

Wir sollten überprüfen, ob Nasche verbeamtet ist, dachte sie. *Es wäre merkwürdig, wenn er im Berufsleben ein Staatsdiener ist und in seiner Freizeit gegen seinen Arbeitgeber demonstriert.*

„Wir untersuchen den Tod von Elisabeth Heisig", begann Falk die Befragung, der in seinem Parka deutlich besser in die Wohnung passte als Amaryllis in ihrer schwarzen Steppjacke, die sie mit einer dunkelgrauen engen Hose kombiniert hatte.

„Ich bin absolut erschüttert, dass Ella tot ist." Armin Nasche wirkte aufrichtig betroffen. „Das Mädel hatte es schwer im Leben, die Eltern haben ihr von klein auf zugesetzt, sie unterdrückt. Sie war so glücklich, als sie den Platz im Krankenhaus bekommen hat. Sie wollte danach in eine eigene Wohnung ziehen und neu anfangen."

„Das klingt nach Zukunftsplänen", stellte Falk fest.

„Natürlich, Ella wollte etwas aus ihrem Leben machen. Gerade in letzter Zeit, nachdem sie begonnen hatte, ein Medikament gegen ihre Depressionen zu nehmen, war sie so viel zuversichtlicher als früher, freute sich regelrecht auf die Zukunft."

„Der Vater von Ella hat uns wissen lassen, dass Sie einen maßgeblichen Anteil daran hatten, dass seine Tochter sich stationär in der Kinder- und Jugendpsychiatrie hat aufnehmen lassen. Wie ist es dazu gekommen?"

„Das ist korrekt. Ich möchte betonen, dass es gegen den erbitterten Widerstand der Heisigs war. Ganz unangenehme Leute. Kalt, geldgeil, berechnend. Die beiden stehen für alles, was ich verabscheue, das gebe ich gerne offen zu. Ich war froh, dass ich dem Mädchen aus seinem goldenen Käfig helfen konnte. Einem Käfig, der es krank gemacht hat.“

Falk ignorierte die letzten Worte des Mannes und fragte stattdessen: „Was war Ella für ein Mädchen, war sie beliebt in der Schule oder eher eine Einzelgängerin?“

Nasche musterte den Kommissar überheblich. „Sie haben nicht viel über sie in Erfahrung gebracht, was?“ Er schwieg einen Moment, bevor er weitersprach. „Keine Ahnung, was in ihren Krankenakten steht, was die Ärzte im Augustus über sie gedacht haben, aber in der Schule war Ella eine Einzelgängerin. Sie hatte keine Freunde, verbrachte die Pausen allein, ging allein nach Hause. Im Unterricht war sie die typische Mitläuferin. Theoretisch der Traum des faulen Lehrers. Still, unauffällig, machte die Hausaufgaben, schwänzte nicht, machte keinen Ärger, mittelmäßige Leistungen. Keine Ausrutscher nach oben oder nach unten, ein Kind, das man übersehen kann und das übersehen wird.“

„Aber Ihnen ist sie aufgefallen?“, hakte Falk nach.

„Ja. Aber nur aus Zufall. Es muss irgendwann im Frühjahr gewesen sein, da hatte ich in ihrer Klasse Vertretung. Sportunterricht. Da ich kein Sportlehrer bin, hätte ich mit den Kindern eigentlich in ein Klassenzimmer gehen müssen, aber ich hatte mich verspätet und habe erst in letzter Sekunde mitbekommen, dass ich überhaupt zum Vertretungsunterricht eingeteilt war. Die Kinder warteten schon umgezogen in der Sporthalle. Ich habe sie ein paar Runden laufen lassen, dann sollten sie Handball spielen. Nichts Aufregendes, wo viel passieren kann. Ich hätte Ella wahrscheinlich nicht mal bemerkt, wenn sie nicht direkt vor meinen Füßen gestolpert und hingefallen wäre. Ich habe ihr geholfen aufzustehen, dabei ist ihr T-Shirt etwas verrutscht und ich habe die Wunden an ihren Armen gesehen. Mir hat schon beim Anblick alles wehgetan."

„Was haben Sie unternommen, nachdem Sie gesehen haben, dass sich das Mädchen selber verletzt?"

„Ich habe sie darauf angesprochen", antwortete der Lehrer, bot aber keine weitere Erklärung an.

„Und wie hat sie reagiert?", bohrte Falk nach, dem man anmerken konnte, dass er eine konkretere Antwort auf seine Frage erwartet hatte.

„Sie hat alles geleugnet. Es gab nicht viel, was ich in dem Moment hätte tun können, also habe ich es dabei belassen. Später habe ich einige Kollegen, die in Ellas Klasse unterrichtet haben, nach ihr gefragt. Die meisten kannten gerade mal ihren Namen, konnten mir aber nichts zu dem Mädchen sagen." Er zuckte mit den Schultern. „Ich habe die Sache auf sich beruhen lassen. Ich konnte schlecht sofort das Jugendamt informieren, ich kannte das Mädchen nicht." Wieder machte er eine Pause, schien aber zu spüren, dass die beiden Kommissare erwarteten, dass er von sich aus weitererzählte.

„Nach den diesjährigen Osterferien wurde mir Ellas Klasse für den Ethikunterricht zugeteilt, Schwangerschaftsvertretung für eine Kollegin. Ich hatte das Mädchen zu dem Zeitpunkt schon wieder vergessen, erst als ich ihr Gesicht sah, fiel mir die Sache in der Turnhalle wieder ein. Ich habe mich nach dem Unterricht ein paar Mal mit ihr unterhalten, sie gefragt, wie es ihr gehe. So habe ich langsam ihr Vertrauen gewonnen, bis sie mir schließlich erzählt hat, dass sie Probleme zu Hause habe, mit ihren Eltern nicht zurechtkomme."

„Hat sie Ihnen erzählt, dass sie sich selber verletzt?", stellte Amaryllis ihre erste Frage.

„Nein, ich habe sie zunächst auch nicht weiter bedrängt. Es

war kurz vor dem Ende des Schulhalbjahres, als Ella für zwei Wochen krank war. Ich habe ihr eine WhatsApp geschrieben, was los sei. Sie meinte, eine Wunde sei böse entzündet. Als ich sie das nächste Mal in der Schule wiedergesehen habe, hat sie mir dann gebeichtet, dass sie sich ritzt."

Wieso hat ein Lehrer die Handynummer einer Schülerin, überlegte Amaryllis. Ihre eigene Schulzeit war lange her, Handys damals etwas Besonderes. Dennoch konnte sie sich nicht vorstellen, dass Lehrer und Schüler mittlerweile Telefonnummern austauschten, um sich auch nach Schulschluss erreichen zu können.

„Sie hatten die Handynummer von Ella?", stellte sie ihre Frage laut. „Ist das nicht ungewöhnlich?"

„Absolut. Ich habe sie nicht darum gebeten, sie hat sie mir einfach gegeben, für Notfälle."

Armin Nasche war von einer Sekunde auf die andere in einen Verteidigungsmodus übergegangen, der die Kommissarin verwunderte. Auch wenn es auffällig war, dass er die Handynummer einer Schülerin hatte, musste dies erst mal nichts heißen.

Wir werden die Verbindungsdaten von Ellas Handy sowieso überprüfen, überlegte sie. *Vielleicht sollten wir dabei besonderen Augenmerk auf Telefonate mit ihrem Lehrer legen.*

Es war Armin Nasche anzusehen, dass er sich plötzlich in seiner eigenen Wohnung unbehaglich fühlte.

„Sie werden es sowieso herausfinden. Sie sind immerhin die Polizei." Der Lehrer von Ella Heisig hatte leise gesprochen, dennoch hatte er seine ganze Abneigung gegen den Staat und die beiden Polizisten, die ihm gegenübersaßen, kaum verbergen können. „Sie haben schließlich Zugriff auf alle Daten der Bürger unseres schönen Staates."

Er stand auf und ging zum Fenster, sah kurz hinaus, als warte er auf etwas und drehte sich dann wieder zu den Kommissaren. „Der alte Heisig hat es irgendwie geschafft, einen seiner korrupten Richterfreunde zu überzeugen, eine einstweilige Verfügung gegen mich zu erlassen. Ich durfte mich dem Haus der Heisigs und Ella nicht nähern. Wahrscheinlich hat der alte Widerling es Ihnen sowieso schon erzählt."

Falk und Amaryllis warfen sich einen überraschten Blick zu.

„Nein, Herr Heisig hat nichts in der Richtung gesagt", erklärte Amaryllis. „Wir haben auch keinerlei Unterlagen über Sie angefordert, um ehrlich zu sein, haben wir Sie nicht einmal detailliert überprüfen lassen. Klingt, als hätten wir das besser tun sollen. Wir haben Sie bislang lediglich als Zeugen geführt. Was wirft Herr Heisig Ihnen vor?"

Die Kommissarin hatte für sie unüblich mit einem scharfen Unterton gesprochen, der verriet, dass der Zeuge sie verärgert hatte.

„Hoppala, da ist die Polizei ja doch nicht schneller als der Wind, wenn es darum geht, im Privatleben der Bürger rumzuschnüffeln." Armin Nasche zog die Augenbrauen verächtlich hoch und sah Amaryllis fest in die Augen, während er weiter antwortete: „Angeblich habe ich mich Ella sexuell genähert."

19.

Mai 1936

Die beiden Männer trugen Uniformen. Sie standen im Schatten des Hinterhofes, so dass man sie gerade erkennen konnte. Es war bereits nach neun Uhr am Abend. Die Sonne hatte an Kraft verloren, doch es war warm und überall waren Menschen auf den Straßen, die entweder auf dem Heimweg waren oder gerade ihr Haus verlassen hatten, um den lauen Sommerabend in einer der Schöneberger Kneipen zu genießen.

Er konnte nicht sagen warum, aber er hatte angenommen, dass die Männer in Zivil erscheinen würden, um ihr Treffen unauffälliger zu machen, geheim zu halten, was sie vorhatten. Doch beim Anblick der beiden SS-Männer, die gelangweilt an der Mauer lehnten und an ihren Zigaretten zogen, wusste er, dass das Gegenteil der Fall sein würde. Gottfried sollte öffentlich fertiggemacht werden. Den Bruchteil einer Sekunde lang überkamen ihn Zweifel, ob er es wirklich tun konnte. Was tat er Elvira, Gottfrieds Frau, damit an? Sie wusste sicher nicht, was ihr Ehemann für ein Tier war. Es erschien undenkbar, dass sie sein Geheimnis kennen konnte. Musste sie ihm, Albert, nicht dankbar sein, dass er sie aus den Fängen dieses Schweines befreien würde? Dass er ihr die Chance auf ein neues Leben gab?

Er schüttelte sich leicht, als könne er so den kleinen beschämenden Moment des Zweifels an der Richtigkeit seines Vorgehens abwerfen, und ging festen Schrittes auf die beiden Männer zu. Noch im Laufen streckte er den Arm nach oben, um mit dem formellen Gruß eventuelle Zweifel an seiner Gesinnung im Keim zu ersticken.

Die beiden Männer grüßten zurück, musterten ihn kurz und marschierten los, ohne Albert zu sagen, wohin sie gingen oder ob er ihnen überhaupt folgen sollte. Instinktiv lief er hinter ihnen her und bald erreichten sie eine kleine Tür, die in den Keller eines der langgezogenen Wohnblocks führte. Durch ein Labyrinth aus kleinen Gängen, die immer wieder abzweigten, erreichten sie schließlich eine Tür. Einer der Männer klopfte in kurzen Abständen dreimal an, wartete einen Moment und klopfte erneut dreimal. Die Tür ging auf und der zweite Mann machte Albert ein Zeichen einzutreten, während die beiden sich als Wachen vor der Tür postierten.

Ein Mann in Uniform saß hinter einen mächtigen Eichenschreibtisch. Er musterte Albert, der stehengeblieben war, ausführlich und nickte dann.

„Sie haben Informationen für uns", stellte er fest, ohne Albert zu begrüßen oder seinen Namen zu nennen.

Erst in diesem Moment bemerkte Albert einen weiteren Mann, der etwas verborgen in einer Ecke des kleinen Raums stand. Er hatte keine Uniform an, sondern einen weißen Arztkittel, seine Haare glänzten dank der vielen Pomade, mit der sie an den Kopf geglättet waren, er trug einen kleinen Oberlippenbart und eine Nickelbrille, die kaum größer als seine Augen war. Beide Männer strahlten eine Überheblichkeit aus, die zeigte, dass sie es gewohnt waren, dass ihren Anordnungen Folge geleistet wurde.

Ein letztes Mal schoss Albert der Gedanke durch den Kopf, dass es nicht richtig war, was er tun würde, aber er wusste, dass es zu spät war. Die beiden Männer im Raum und die beiden davor kannten seinen Namen, wussten, wo er wohnte. Wenn er Gottfried jetzt nicht verriet, dann würden sie eben ihn verfolgen, verhaften und quälen, bis er ihnen sagte, was er wusste. Er hatte die Situation falsch eingeschätzt. In diesem Moment ging es noch nicht darum, wie Gottfried fertiggemacht werden sollte, es ging darum, ihn einzuschüchtern.

„Ich möchte anzeigen, dass mein Nachbar Gottfried Cassel homosexuell ist. Ich habe ihn bei einem geheimen Treffen mit seinem Liebhaber beobachtet und würde dies auch vor Gericht bezeugen." Albert holte Luft nach seinen Worten und sah dem Mann am Schreibtisch fest in die Augen.

„Sehr gut", sagte der Mann und lächelte, was ihn nicht freundlicher erscheinen ließ, im Gegenteil wirkte er noch bedrohlicher. „Das hier ist Professor Matuschek. Er forscht seit Jahren an Homosexuellen und entwickelt Methoden, wie man diese furchtbare Krankheit ausmerzen kann. Erzählen Sie ihm alles, was Sie über Ihren Nachbarn wissen. Wir werden den Mann verhaften lassen und er wird Professor Matuschek bei seiner Forschung behilflich sein. Wenn Sie den Namen des Liebhabers kennen, interessiert uns der ebenso."

Es herrschte eine Zeit lang Stille im Raum, nachdem der Mann gesprochen hatte. Albert wusste nicht, ob er mit diesen Worten entlassen war oder sofort mit dem Arzt sprechen sollte, der allerdings keinerlei Anzeichen machte, ihn etwas fragen zu wollen.

Albert wartete einen kurzen Augenblick und drehte sich schließlich zur Tür, um zu gehen, als der Mann hinter dem Schreibtisch weitersprach.

„Selbstverständlich werden wir Sie für Ihre Informationen entlohnen. Es soll niemand bereuen, dass er das Richtige getan hat."

Der Mann deutete auf einen Briefumschlag, der auf dem Tisch lag. „Für Sie", sagte er und sah Albert fest in die Augen. „Vielleicht haben Sie demnächst noch ein paar Tipps für uns, der Umschlag muss nicht der letzte sein, den Sie von mir bekommen."

20.

Leichter Nieselregen hatte eingesetzt, als Falk sein Auto auf den Parkplatz der Mordkommission lenkte und in eine der freien Parklücken fuhr.

„Das ist das Schöne, wenn man einen langen Abend im Büro vor sich hat, man bekommt einen Parkplatz direkt vor der Tür“, murmelte er beim Aussteigen.

„Ich hoffe, die Kollegen haben die Unterlagen über Armin Nasche und die Familie Heisig bereits zusammengesucht. Wenn nicht, können wir nach Hause fahren, heute Abend werden wir keine Zeugen mehr auftreiben, die hilfreich sein könnten. Wenn doch, stimme ich deinem bisher nicht gemachten Vorschlag zu, dass wir uns eine Pizza ins Büro bestellen und den Abend mit Aktenstudium verbringen.“

Falk musterte seine Partnerin kritisch. „Bist du schwanger? Oder sind das die Wechseljahre? Nein, falsch, ich weiß, du hast heute Morgen wieder von den Felltabletten von Spürhund Willi genascht! Du hast noch nie freiwillig Pizza bestellt.“

„Die Felltabletten von Willi wären eher was für dich, ich persönlich finde, der immer schlimmer werdende Haarausfall macht dich sehr unattraktiv. Vor allem zusammen mit deinem bösen Schandmaul. Kein Wunder, dass du keine Frau abkriegst."

Falk griff sich entsetzt an den Kopf. „Was? Haarausfall? Dabei leide ich doch schon so unter den ersten grauen Strähnen. Du musst mir dringend die Nummer deines Friseurs geben, der verbringt ja Wunder mit deinem ergrauten Kopf." Er machte eine versöhnliche Geste, während er die Stufen zum Eingang hochging. „Fahren wir die Geschützte wieder ein. Ich habe eine bessere Idee. Wie er selber so schön bemerkte, werden wir bei dem Fall die Hilfe unseres Polizeipsychologen Dr. Sven Justus benötigen. Wir fragen ihn, ob er mit uns die Akten sichtet. Das hat viele Vorteile. Erstens weniger Arbeit für uns, zweitens vergisst Sven immer, dass er das letzte Mal bezahlt hat, und will uns unbedingt einladen. Und drittens hält er es nicht den ganzen Abend ohne Wein aus und wird sicher ein edles Tröpfchen aus seinem Büroschrank zaubern, wo er sicherheitshalber einen Vorrat für solche Abende angelegt hat."

„Du bist so schäbig", kommentierte Amaryllis seine Ausführung. „Aber genauso machen wir es. Hoffen wir nur, dass Sven keine Verabredung mit seiner diätsüchtigen Freundin hat."

*

„Ganz ehrlich, wenn ich solche Leute um mich herumhätte, würde ich mich auch in die Psychiatrie einweisen lassen."

Falk von Heeren öffnete den Deckel des Pizzakartons, um festzustellen, dass dieser leer war, und seufzte. „Immer, wenn der kleine Hunger kommt, ist alles weg."

„Armin Nasche hat ein ziemlich bewegtes Leben hinter sich", überlegte Amaryllis laut und deutete auf ein unberührtes Stück Pizza auf ihrem Teller. „Kannst du gerne haben, wenn dich kalte Pizza nicht stört."

Während Falk das Stück nahm, schüttete Sven Justus Wein nach. „Wie habt ihr Nasche bei der Befragung empfunden? In den Unterlagen kommt er nicht besonders sympathisch rüber. Zu blöd, dass ich schon einen Termin hatte und nicht mitkommen konnte."

„Besonders sympathisch war er nicht. Eher etwas ungepflegt, was nicht viel zu heißen hat. Aber es passte irgendwie zu seiner Art, das Ungepflegte. Er war etwas zwischen unfreundlich und …", Amaryllis beendete den Satz nicht, sondern zuckte mit den Schultern. „Keine Ahnung, ich kann den Typ nicht beschreiben. Seine Aufmachung schien auf jeden Fall so gar nicht zu einem verbeamteten Gymnasiallehrer zu passen, was sich bewahrheitet, wenn man seine Vita gelesen hat."

Armin Nasche hatte Philosophie und Politik studiert und im Anschluss einige Jahre in einem linksausgerichteten Verlag sowie als freier Autor gearbeitet, bevor er als Quereinsteiger als Ethik- und Politiklehrer an der Schule angefangen hatte, die Elisabeth Heisig besucht hatte. Während seiner Studentenzeit in Berlin war er mehrfach wegen Sachbeschädigung angezeigt und verurteilt worden, die Strafen waren allerdings verjährt und hatten deshalb seine Einstellung an einer Schule nicht gefährdet.

„Der hat jeden 1. Mai die Sau rausgelassen und alles zertrümmert, was nicht niet- und nagelfest war, bevorzugt aber natürlich die Autos von reichen Bonzen", mokierte Falk sich. „Und so einer gibt dann ein paar Jahre später Kindern

Ethikunterricht, weil Berlin auch an seinen Lehrern spart und niemanden mehr verbeamtet, so dass die lieber in ein anderes Bundesland ziehen. Da fehlen mir mal wieder die Worte über diese Stadt."

„Sachbeschädigung ist eine Sache, schlimmer wiegt die Tatsache, dass er, bevor der Vater von Ella ihn wegen sexueller Belästigung seiner Tochter angezeigt hat, schon mal beschuldigt wurde, sich einer Schülerin zu sehr genähert zu haben", erwiderte Sven Justus. „Das deutet darauf hin, dass die Geschichte nicht erstunken und erlogen ist, wie Nasche euch gegenüber behauptet hat. Mich wundert allerdings, dass der Missbrauch in den Unterlagen aus dem Krankenhaus kaum thematisiert wird."

„Da stimme ich dir zu. Wir haben die äußerst umfangreiche Patientenakte von Ella trotz unseres Arbeitseifers nur oberflächlich lesen können, aber da findet sich kaum ein Wort zu dem Missbrauch, sonst hätten wir bei der Befragung von Nasche nicht wie die letzten Idioten ausgesehen", ärgerte sich Falk.

„Die Vorwürfe des anderen Mädchens konnten nicht bewiesen werden, die Familie des vermeintlichen Opfers hat die Beschuldigungen schließlich zurückgenommen. Man hat das Gefühl, dass Nasche eine Menge Grenzen überschritten hat, aber gerade eben nur so weit, dass er davongekommen ist bzw. seine Strafe sich in Grenzen hielt." Amaryllis trank den letzten Schluck Rotwein aus ihrem Glas. „Immerhin, diesmal ist er nicht davongekommen. Die Schule hat ihn sofort suspendiert, nachdem die Heisigs ihn beschuldigt haben."

„Er dürfte eine ganz schöne Wut auf die Familie haben", vermutete Sven.

„Muss verdammt anstrengend sein, so ein Leben voller Wut

und Hass gegen das böse Bürgertum zu führen“, überlegte Falk. „Komisch, zu Beginn war ich überzeugt, dass Stefan Heisig der Unsympath in diesem Spiel ist und Armin Nasche so eine Art Retter in letzter Not für Ella war. Nachdem ich den Mann kennengelernt und seine Akte gelesen habe, bin ich nicht sicher, wen von beiden ich schlimmer finde.“

„Wir sollten auf jeden Fall mit anderen Lehrern, Freunden und Mitschülern von Ella sprechen, was die über die Beziehung zwischen dem Mädchen und ihrem Lehrer wissen. Und natürlich mit dem anderen Mädchen reden, das Vorwürfe gegen Nasche erhoben hat“, schlug Amaryllis vor, während sie durch einen Ordner blätterte. „Das gibt es doch nicht“, fügte sie plötzlich an. „Nasche hat früher tatsächlich gerne vor allem teure Nobelautos angezündet oder zerdeppert, manchmal war aber auch ein Mittelklassewagen dabei, und das ist erst ein paar Jahre her. Jetzt dürft ihr dreimal raten, wessen Auto er beschädigt und wer keine Anzeige erstattet hat.“

Falk und Sven sahen sich an. „Das Auto von Stefan Heisig“, antworteten beide zusammen.

„Ganz genau“, bestätigte die Kommissarin. „Irgendetwas liegt da zwischen den beiden Familien ganz im Argen. Ich frage mich, ob das der Schlüssel zu Ellas Tod ist?“

21.

Sonja Heisig trug einen weißen Arztkittel über einer Bundfaltenhose und einer weißen Bluse. Wie schon bei den beiden ersten Begegnungen hatte sie ihre Haare zu einem strengen Zopf zusammengebunden, eine schmale Brille ließ sie trotz des Kittels, den sie trug, eher wie eine Geschäftsfrau als eine Ärztin aussehen.

„Warum wir Ihnen nicht gesagt haben, dass dieser Nasche unsere Tochter belästigt und vor ein paar Jahren unser Auto demoliert hat? Sie hätten doch sofort gedacht, dass wir ihn anschwärzen wollen, weil er Elisabeth überredet hat, sich in die Psychiatrie einweisen zu lassen. Wir kennen das Spiel. Dieser Mann hat über Jahrzehnte das Eigentum anderer Leute beschädigt, wurde aber trotzdem als Lehrer eingestellt und hat seine Position ausgenutzt, um Mädchen zu belästigen. Aber hält ihn irgendjemand für den Bösen? Nein. Solche Leute kommen durch, weil sie in versifften Wohnungen wohnen und so tun, als würden sie sich für soziale Gerechtigkeit einsetzen. Stellen Sie sich mal bitte vor, ein Mädchen hätte meinen Mann beschuldigt, sie in seiner Sprechstunde belästigt zu haben. Jeder hätte sofort gedacht: Natürlich, der Arzt mit seinem dicken Haus, der den Patienten in einer Privatpraxis das Geld aus der Tasche zieht, der denkt, er steht über allem. Natürlich wird er sich an dem Kind vergangen haben, das Schwein!"

Was für eine flammende Rede, dachte Amaryllis. *Und doch wirkt sie kühl und beherrscht. Und sie hat immer noch kein Wort über den Tod ihrer Tochter verloren.*

„Die Anzeige wegen Sachbeschädigung haben wir damals zurückgezogen, weil es bei Nasche sowieso nichts zu holen gibt. Wenn Leute wie er den Schaden, den sie anrichten, aus eigener Tasche bezahlen müssten, würden die ganz schnell damit aufhören. Solange die anderen geprellt werden und die Rechnung zahlen, machen die weiter. Wir wollten schlicht unsere Ruhe und Nasche nicht begegnen müssen, deswegen haben wir den Schaden am Auto selber beglichen", fuhr sie fort.

Die Kommissarin blickte verstohlen zu Sven Justus hinüber, der mit zur erneuten Befragung der Heisigs gekommen war. Der Psychologe sah die Frau durchdringend an, es war nicht zu erkennen, was er dachte.

„Frau Heisig, in welcher Beziehung stand oder steht Ihre Familie zu Herrn Nasche?", fragte Falk und sah die Frau ebenfalls an. „Das hört sich alles nicht nach einem Zufall an."

Sonja Heisig schnaubte verächtlich. „Beziehung? Wir stehen selbstverständlich mit so einem Menschen in überhaupt keiner Beziehung. Der Mann hat uns seit Jahrzehnten nachgestellt, weil er sich einbildet, die Eltern meines Mannes hätte seine Familie vor sehr langer Zeit übervorteilt. Aber auch das ist wie so ziemlich alles im Leben dieses Herrn ein Hirngespinst. Wenn es Schulden gab, wurden die mehrfach zurückgezahlt. Der

Mann ist ein Nichtsnutz und arbeitsscheu. Mit seinem lächerlichen Rachefeldzug gegen unsere Familie macht er seiner Wut Luft, dass er gezwungen ist, wenigstens gelegentlich für seinen Lebensunterhalt zu arbeiten, statt auf der faulen Haut zu liegen."

„Das müssten Sie uns etwas genauer erklären", forderte Amaryllis die Frau auf. „Was meinen Sie damit, dass er Ihrer Familie seit Jahrzehnten nachgestellt hat?"

Sonja Heisigs verschränkte die Arme vor ihrem Bauch. Es war der Frau anzusehen, dass sie sich über sich selber ärgerte und überlegte, wie sie das Gesagte so abschwächen könne, dass die drei Polizeibeamten sie in Ruhe lassen würden.

Amaryllis hatte die Heisigs am Morgen angerufen, um mit ihnen über Armin Nasche zu sprechen. Mittlerweile war es später Vormittag und eigentlich hätten sie Stefan Heisig ebenfalls in der Arztpraxis antreffen sollen, doch dieser war zu einem Patienten gerufen worden. Seine Frau hatte sich bereit erklärt, das Gespräch allein zu führen, obwohl das Wartezimmer voll mit Patienten war.

„Was soll es, Nasche wird Ihnen seine Mitleidsstory sowieso früher oder später auftischen, dann kann ich Ihnen auch gleich sagen, warum der Mann sich einbildet, etwas mit unserer Familie zu tun zu haben." Sonja Heisig wirkte feindselig, während sie sprach, ganz als sei sie sich bereits sicher über die Reaktion ihrer Besucher auf das, was sie sagen wollte.

„Die Großeltern von Stefan und Armin waren Nachbarn, die Großväter Gottfried und Albert beste Freunde von Kindesbeinen an. Albert, der Großvater von Stefan, war ein begeisterter Turner, er war Mitglied der Olympiamannschaft für die Spiele in Berlin 1936. Gottfried hat ebenfalls geturnt, war aber nicht besonders talentiert. Außerdem war er homosexuell.

Natürlich nicht offen, genau wie Albert war er verheiratet, hatte kleine Kinder.

Die Geschichte, die Nasche ihnen erzählen wird, ist, dass Albert seinen Freund bei den Nazis angeschwärzt hat, um ihn als Konkurrenz beim Turnen auszuschalten. Der Mann führt deshalb seinen persönlichen Rachefeldzug gegen uns."

„Und deswegen hat Armin Nasche das Auto Ihrer Familie demoliert und sich Ihrer Tochter genähert?", fragte Amaryllis verblüfft nach. „Das erscheint mir merkwürdig, so lange wie die Geschichte her ist, egal was damals wirklich geschehen ist. Was meinen Sie genau mit Rachefeldzug? Es klingt, als wäre mehr vorgefallen."

Sonja Heisig zuckte mit den Achseln. „Das können Sie laut sagen. Ich kann es nicht ändern, dass Nasche in der Vergangenheit lebt. Albert wurde einberufen und ist in Russland gefallen. Gottfried verschwand, es gab jahrelang kein Lebenszeichen von ihm. Er wurde nach dem Krieg für tot erklärt.

Armin Nasche ist der Enkel von Gottfried, er stand vor Jahren plötzlich vor unserer Tür und hat uns als Nazis, rechte Schweine und Verbrecher tituliert. Wir haben die Polizei gerufen, da ist er abgehauen. Am nächsten 1. Mai hat unser Auto gebrannt. Unsere Gartenmauer war monatelang ständig mit Graffitis beschmiert. ‚Hier wohnen Nazis' wurde auf unseren Briefkasten geschrieben. Wir konnten nicht beweisen, dass Nasche dahintersteckt, aber er hat es meinem Mann gesagt, als er ihm mal wieder abends aufgelauert hat."

„So wie Sie es schildern, war das Verhalten von Herrn Nasche sicher nicht rechtens", sagte Sven Justus vorsichtig. „Aber die sexuelle Belästigung Ihrer Tochter ist eine ganz andere Sache. So etwas macht man nicht aus Rache."

„Normale Menschen machen so etwas nicht aus Rache, ein verbitterter Fanatiker wie Nasche, dem ist alles zuzutrauen.“ Sonja Heisig hielt sich mit Mühe zurück, nicht deutlichere Worte für den Lehrer ihrer Tochter zu finden. „Nasche hat den Bildungsnotstand in Berlin ausgenutzt und sich an der Schule von Elisabeth beworben. Sie können es nachprüfen, er hat sich nur und ausgerechnet an dieser Schule vorgestellt. Sonst nirgends. Der Mann wollte nicht Lehrer werden, er wollte seinen perversen Trieben nachgehen und sich an der Familie Heisig rächen. Und sein Opfer stand lange fest, er hat nur auf eine Gelegenheit gewartet. Und Elisabeth war ein williges Opfer. Sie dachte wohl, sie könne ihre Eltern besonders treffen, wenn sie sich mit diesem furchtbaren Menschen zusammentut.“

22.

Es herrschte einen kurzen Moment Schweigen nach der Aussage von Sonja Heisig, wonach der Ethiklehrer Armin Nasche ihre Tochter bewusst als Opfer ausgesucht habe. Amaryllis beobachtete ihre beiden Kollegen und sah, dass sie genauso irritiert wie sie selber waren.

Die Anschuldigungen der Frau waren eine Sache, doch die Art, mit der sie über ihre tote Tochter sprach, war eine andere. Noch immer hatte die Mutter des ermordeten Mädchens nicht nachgefragt, wie weit die Ermittlungen der Polizei gediehen waren oder überhaupt irgendein Interesse an der Aufklärung des Falles gezeigt. Ihre gesamte Aufregung schien Armin Nasche zu gelten.

„Frau Heisig, wie war das Verhältnis zu Ihrer Tochter?“, stellte Amaryllis die Frage vorsichtiger als Falk bei der vergangenen Befragung der Eltern von Ella, um ein erneutes abruptes Ende des Gespräches zu vermeiden.

Sonja Heisig blickte die Kommissarin feindselig an und

schien zu überlegen, was sie sagen sollte.

„Elisabeth war immer ein schwieriges Kind. Sie hatte schon als Kleinkind einen Sturkopf und hat sich nichts sagen lassen“, begann sie schließlich, ihre Tochter zu beschreiben. „Bis sie ungefähr zwölf war, mussten wir zwar ständig mit ihr argumentieren, aber sie hat getan, was sie sollte. Mit Einsetzen der Pubertät war es damit vorbei. Besonders zwischen Stefan und Elisabeth gab es sehr viel Streit. Dieser Nasche hat unser schlechtes Verhältnis ausgenutzt, um sich an Elisabeth heranzumachen. Unsere Tochter wollte gewiss nicht sexuell belästigt werden, aber sie hat die Freundschaft zu diesem Mann zugelassen, um uns wehzutun.“

Was für eine merkwürdige Art sein eigenes Kind zu beschreiben, dachte Amaryllis. *Sie hat kein nettes Wort über ihre Tochter gesagt.*

„Wann haben Sie Ella zuletzt gesehen?“, wollte Falk wissen.

„Das müsste vor ziemlich genau zehn Wochen gewesen sein. Elisabeth hatte sich wenige Tage zuvor auf eigenen Wunsch in die Psychiatrie einweisen lassen. Wir haben sie dort besucht, sie hat uns wissen lassen, dass sie uns nicht mehr sehen möchte, also haben wir sie nicht mehr besucht.“

„Für gewöhnlich wird man von einem niedergelassenen Psychiater überwiesen. Elisabeth ist vor kurzem siebzehn geworden, war demnach erst sechzehn Jahre alt, als sie stationär aufgenommen wurde. Wie genau ist das abgelaufen?“, wollte Sven Justus wissen.

„Elisabeth wurde als Kind mit ADS diagnostiziert, einem Aufmerksamkeitsdefizitsyndrom allerdings ohne Hyperaktivität wie beim besser bekannten ADHS.“

„Sie war deswegen in psychiatrischer Behandlung?“, hakte Sven nach, da die Mutter keine weitere Erklärung anbot.

Der Blick, den Sonja Heisig dem Polizeipsychologen zuwarf,

war eiskalt. „Eine Lehrerin von Elisabeth hat uns darauf aufmerksam gemacht, dass sie Schwierigkeiten hat, sich zu konzentrieren und im Unterricht oft über Kopfschmerzen klage. Wir haben sie daraufhin zunächst von einem Kinderarzt untersuchen lassen, der hat sie zu einem Kinderneurologen überwiesen, der zu der Überzeugung kam, sie habe ADS." Die Frau machte eine Pause. Man konnte ihrem Gesicht ablesen, dass sie die Diagnose des Kollegen nicht geglaubt hatte. „Wir haben eine zweite Meinung von einem Kinderpsychiater eingeholt", fuhr sie fort. „Der hat die Diagnose bestätigt und Elisabeth ist eine ganze Zeit lang für eine Therapie in seine Praxis gegangen. Sie ist dort vor ein paar Monaten allein vorstellig geworden und hat um eine Überweisung gebeten."

Es war Sven Justus anzumerken, dass er den Ablauf der Einweisung von Elisabeth zumindest befremdlich fand. Er überlegte seine nächsten Worte genau, ganz offenbar wollte er die Mutter des toten Mädchens nicht unnötig verärgern.

„Der Psychiater unterliegt der Schweigepflicht, die auch für Jugendliche gilt, sprich, er musste Ihnen nicht mitteilen, dass Ella bei ihm war. Wie haben Sie erfahren, dass Ihre Tochter stationär in ein Krankenhaus überwiesen werden wollte?"

„Elisabeth", Sonja Heisig betonte den vollen Namen ihrer Tochter und sah die drei Beamten scharf an. „Elisabeth hat es uns selber gesagt. Ich weiß, dass Sie denken, dass wir Rabeneltern sind. Ich kann Ihnen versichern, wir haben immer alles für unser Kind getan."

Warum fragst du dann nicht einmal, was mit ihr geschehen ist? Amaryllis spürte, dass sie ungewöhnlich emotional auf die Frau reagierte, und atme tief durch, bevor sie die nächste Frage stellte.

„Sie haben ausgesagt, dass Sie Ihre Tochter seit zehn

Wochen nicht besucht haben. Hatten Sie auf einem anderen Weg Kontakt zu ihr?"

„Wie meinen Sie das?" Sonja Heisig wirkte das erste Mal während des Gesprächs irritiert. „Sie hat uns gelegentlich angerufen."

„Wissen Sie, ob andere Verwandte, Freunde oder Bekannte Ihre Tochter besucht haben."

„Nein, davon weiß ich nichts. Ich wüsste auch nicht, wer es gewesen sein könnte."

„Der Pförtner des Krankenhauses hat ausgesagt, es habe einen Onkel gegeben, der Ella gelegentlich an den Wochenenden abgeholt hat", erinnerte sich Amaryllis an die Aussage des Pförtners an jenem Morgen, als Ella totaufgefunden worden war.

Sonja Heisig sah die beiden Kommissare überrascht an. „Elisabeth hat keinen Onkel. Stefan und ich sind beide Einzelkinder."

23.

Roger Schumann saß in einem kleinen fensterlosen Raum im hinteren Teil des Pförtnerbereichs des Augustus-Klinikums. Er hatte eine leere Kaffeetasse vor sich und las eine Boulevardzeitung, von der er hochschaute, als Amaryllis und Falk eintraten.

„Wir kennen uns ja schon“, begrüßte der Mann sie freundlich und stand auf, um seinen Besuchern die Hand zu geben.

„Dass ich mal Zeuge in einem Mordfall werde, hätte ich auch nicht gedacht“, sagte er. „Kann ich Ihnen einen Kaffee anbieten? Der aus unserer Maschine ist deutlich besser als der in der Cafeteria.“

„Danke nein“, lehnte Amaryllis das Angebot ab, was ihr einen Seitenblick von Falk einbrachte, den sie mit einem leichten Schulterzucken quittierte. Sie hatten eine ganze Reihe Termine an diesem Tag und sie wollte keine Zeit verschwenden.

„Herr Schumann, Sie haben neulich angemerkt, dass Sie die

Eltern und Angehörigen von Langzeitpatienten des Augustus kennen oder besser gesagt wiedererkennen. Können Sie uns sagen, ob Sie den Mann und die Frau auf dem Foto schon mal gesehen haben, beziehungsweise ob die beiden zu den Besuchern gehören, die hier regelmäßig an der Pforte vorbeigehen."

Sie legte ein Foto von Stefan und Sonja Heisig auf den Tisch vor dem Mann. Roger Schumann, den die Kommissarin auf Mitte vierzig schätzte, obwohl er eine Vollglatze und tiefe Falten hatte, betrachtete das Bild nachdenklich.

„Gesehen ja, aber die beiden gehören nicht zu den Leuten, die hier regelmäßig herkommen." Der Pförtner spielte gedankenverloren mit einem Knopf an seiner Uniform, die aus einer schwarzen Hose und einem schwarzen Hemd mit dem Aufdruck Augustus Sicherheitsteam bestand. „Die waren an dem Tag hier, als das Mädchen gestorben ist. Davor habe ich sie eher nicht gesehen, ganz sicher kann man natürlich nie sein."

Amaryllis war überrascht, dass er sich erinnerte, dass die Heisigs am Todestag ihrer Tochter im Krankenhaus gewesen waren.

„Sie wundern sich sicher, woher ich das weiß?", fragte Roger Schumann, dem man ansehen konnte, dass er einen gewissen Stolz empfand, dass er so viel über die Besucher wusste, die an seiner Pforte vorbeikamen. „Ich habe ein ausgezeichnetes Personengedächtnis. Ich merke mir jedes Gesicht, auch wenn ich es nur einmal gesehen habe in meinem Leben. Leider kann ich sonst nicht besonders viel. Sonst wäre ich wohl kein Pförtner geworden. Aber so ist das ein Traumjob für mich." Er lachte gutmütig und es war klar, dass er mit seinem Beruf zufrieden war und nicht nach Höherem strebte.

„Das Mädchen auf dem Bild, erkennen Sie das?", fragte die

Kommissarin weiter und zeigte dem Mann ein Foto von Ella Heisig.

„Natürlich. Die Kleine war hier auf der Station für Kinder- und Jugendpsychiatrie. Sie ist das Mädchen, das tot aufgefunden wurde. Die Geschichte ist das große Thema, jedes Detail spricht sich rum wie ein Lauffeuer. Wenn man dem Klatsch und Tratsch glaubt, hatte sie eine Affäre mit dem Chefarzt des Herzzentrums und wurde von seiner rasend eifersüchtigen Ehefrau erwürgt. Alternativ hat sie einem Hexenkult angehört und sich selber in einer Abstellkammer verbrannt. Am wahrscheinlichsten hört sich die Geschichte an, dass sie sich das Leben genommen hat. Ich glaube, ich habe auch etwas von Exorzismus gehört."

„Es handelt sich tatsächlich auf dem Foto um die Patientin, die tot aufgefunden wurde. Mehr kann ich Ihnen leider nicht sagen, da wir uns mitten in den Ermittlungen befinden", erklärte Amaryllis.

„Die Tatsache, dass die Mordkommission ermittelt, sagt einiges aus", merkte Schumann an und musterte die beiden Kommissare kritisch. „So ganz verstehe ich Ihre Fragen nicht. Sie wissen so gut wie ich, dass Sie vor zwei Tagen mit Ihrem Wagen hier vorne an der Schranke gestanden haben und wegen des Todesfalls rein wollten. Da hatte sich doch schon rumgesprochen, dass es eine Tote gab und dass es ein Mädchen von der Psychiatrie-Station war. Ich hatte Ihnen gesagt, dass ihre Eltern gerade vorbeigegangen waren. Aber keine Sorge, ich renne nicht, sobald Sie den Raum verlassen haben, los und erzähle jedem, der es hören will, was ich weiß."

Amaryllis hatte da ihre Zweifel. Sie wusste aus Erfahrung nur zu genau, dass die meisten Zeugen sehr schnell alles weitererzählten, was sie wussten. Dahinter steckte meist keine böse Absicht oder Schwatzsucht, sondern schlicht das natürliche Bedürfnis der Menschen, sich über einen Schicksalsschlag zu unterhalten.

„Wir müssen die Fragen so stellen, um Sie möglichst wenig zu beeinflussen“, erklärte Falk knapp. „Natürlich erinnern wir uns an unser erstes Zusammentreffen. Genau deswegen sind wir hier. Wir müssen einigen Dingen auf den Grund gehen, es darf keine Verwechslungen geben. Könnten Sie uns also bitte genau erklären, wieso sie wussten, dass Elisabeth Heisig Patientin war.“

„Die Jugendlichen der Station haben eine halbe Stunde Ausgang pro Tag, den sie auf dem Campus-Gelände verbringen sollen“, erklärte Roger Schumann ernst. „Sie können raten, wie viele davon sich daranhalten und wie viele jeden Tag hier vorbeilaufen, um wenigstens ein paar Minuten in echter Freiheit zu verbringen. Alle paar Wochen kriege ich einen Anruf von der Station, ob ich eines der Kinder gesehen habe, das die 30 Minuten extrem großzügig ausgelegt hat. Daher weiß ich das so genau“, der Pförtner zuckte mit den Schultern. „Jugendliche halt. Außerdem gehen die Kinder zusammen mit einem Pfleger fast jeden Tag im Park gegenüber spazieren. Und schließlich werden die meisten von ihnen an den Wochenenden nach Hause entlassen. Belastungsurlaub nennt sich das. Ein ganz schlimmes Wort, wenn Sie mich fragen. Sie werden von den Eltern morgens abgeholt und abends zurückgebracht. Glauben Sie mir, die Kinder von der Station und ihre Eltern erkenne ich nicht nur dank meines guten Personengedächtnisses wieder.“

„Haben Sie das Mädchen auch mit seinen Eltern gesehen, wenn es am Wochenende abgeholt wurde?“

„Ich habe nicht jedes Wochenende Dienst“, erklärte Schumann ausweichend. „Ich fühle mich gerade ziemlich unter

Druck gesetzt von Ihnen. Habe das Gefühl, was ich sage, kann nur falsch sein. Das meiste, wonach Sie fragen, habe ich Ihnen doch bereits gesagt."

„Solange Sie bei der Wahrheit bleiben und schlicht erzählen, was Sie wissen, kann es nicht falsch sein. Im Gegenteil, es könnte uns helfen, den Fall zu klären", versicherte Amaryllis dem Mann.

„Das Mädchen ist selten an den Wochenenden abgeholt worden. Ich weiß noch, dass es mir deswegen leidgetan hat. Hin und wieder kam ihr Onkel, hat sie mitgenommen. Der hat sich bei mir einen Besuchsschein abgeholt, auch daher kenne ich die Besucher der Psychiatrie-Jugendlichen ganz gut. Fast alle Eltern kriegen eine Dauererlaubnis, weil sie jedes Wochenende hier sind, der Onkel kam nur gelegentlich, daher musste er sich jedes Mal eine neue Erlaubnis bei mir abholen. Am Anfang ist er öfter gekommen, je länger das Mädel hier war, desto seltener kam er." Roger Schumann strich sich mit der Hand über seine Glatze. „Ich war immer so stolz, dass ich mich an alle Leute erinnere, jetzt komme ich mir vor wie so ein Stalker, der heimlich Menschen beobachtet."

„Könnten Sie den Onkel auf einem der Fotos identifizieren?" Amaryllis legte mehrere Fotos auf den Tisch.

Roger Schumann musste sich die Bilder nur kurz ansehen, bevor er entschlossen auf ein Foto tippte.

„Das ist er. Die beiden sind immer schweigend an mir vorbeigezogen. Das ist mir aufgefallen. Ich meine, die Eltern dürfen die Kinder einmal in der Woche für drei Stunden besuchen und wie gesagt an den Wochenenden tagsüber nach Hause holen. Die meisten schwatzen auf dem Weg ins Parkhaus oder zum Bus oder zur U-Bahn, man hat sich immerhin den größten Teil der Woche nicht gesehen. Aber das Mädchen und sein Onkel haben nie ein Wort gesprochen."

„Vielen Dank, Herr Schumann, Sie haben uns sehr geholfen", bedankte sich Amaryllis und wandte sich zum Gehen.

Die beiden Kommissare liefen schweigend über das Krankenhausgelände zur Station für Kinder- und Jugendpsychiatrie, beide mussten erst verarbeiten, was sie gerade erfahren hatten.

24.

Der lange Krankenhausflur war leer, die Station wirkte wie ausgestorben, als Amaryllis Winter und Falk von Heeren ankamen. Sie hatten einige Minuten vor der gläsernen Eingangstür warten müssen, bevor der Summer zu hören war, und standen nun leicht ratlos in dem leeren Eingangsbereich.

„Werden wir abgeholt oder sollen wir einfach durch die Gegend rennen?“, fragte Falk genervt, dem anzumerken war, dass ihn die Erkenntnisse aus der Befragung des Pförtners nervös machten.

„Wie kann es sein, dass ein Mann, dem es verboten ist, sich einem Mädchen wegen sexueller Belästigung zu nähern, mit ausgerechnet diesem Mädchen ein paar Wochenenden verbringt und keiner kriegt was mit?“, fragte er schließlich sichtlich erschüttert, während sie darauf warteten, dass etwas passierte.

„Wir werden hoffentlich gleich eine Erklärung bekommen“,

antwortete Amaryllis. „Mehr als merkwürdig ist die Sache aber schon. Eigentlich kann man sich nur vorstellen, dass sich Nasche mit gefälschten Papieren Zugang verschafft hat, was aber nicht die Frage beantwortet, warum Ella freiwillig mit ihm gegangen ist.“

Es war der Leiter der Kinder- und Jugendpsychiatrie, Professor Albrecht, der schließlich auf die beiden Kommissare zueilte. Der Arzt trug an diesem Tag eine pflaumenfarbene Hose mit einem rosa Hemd und schwarzer Fliege und Amaryllis war froh, dass er offenbar mehrere Brillen besaß. Seine dicke schwarze Brille rundete das auffällige Outfit auf merkwürdige Weise ab und stand nicht in einem so krassen Gegensatz dazu, wie die rote Brille bei ihrem ersten Zusammentreffen.

„Kommen Sie, kommen Sie, wir gehen in mein Büro“, empfing er seine Besucher und verzichtete auf eine Begrüßung.

Ohne eine Antwort abzuwarten, lief er weiter durch den Flur und öffnete die Tür zu dem Raum, in dem er sich schon beim ersten Besuch mit den beiden Kommissaren unterhalten hatte.

„Frau Freud kommt gleich, sie ist in einem Patientengespräch“, ließ er sie wissen, während er sich auf einen der Stühle fallen ließ. „Und ja, die Frau heißt wirklich Smilla Freud und ist Psychiaterin. Der Running Gag auf der Station ist, dass sie bei dem Namen auch gar nichts anderes hätte werden können. Und nein, sie ist nicht verwandt mit dem Begründer der Psychoanalyse, Sigmund Freud“, kam er den offenbar oft gestellten Fragen zuvor.

Im gleichen Moment öffnete sich die Tür und eine junge Frau betrat den Raum, die Amaryllis auf Mitte dreißig schätzte. Die Frau trug Turnschuhe, eine weite Jeans und ein rosa Sweatshirt, ihre langen braunen Haare hatte sie zu einem lockeren Zopf geflochten. Die Kommissarin ertappte sich dabei, dass sie das lässige Auftreten der Frau als unangebracht für eine Psychiaterin empfand, obwohl es dafür keinerlei Grund gab.

„Frau Freud, gut dass Sie da sind. Wir wollen diese unangenehme Sache doch so schnell wie möglich aus der Welt schaffen!" Professor Albrecht deutete auf einen der freien Stühle. „Fangen wir an. Wie können wir Ihnen helfen?"

„Mein Name ist Falk von Heeren, ich bin Hauptkommissar bei der Berliner Mordkommission, das ist meine Kollegin Hauptkommissarin Amaryllis Winter", holte Falk die Vorstellung nach, die Professor Albrecht übersprungen hatte. „Bevor wir zu den psychischen Problemen von Ella kommen, haben wir eine andere Frage." Er machte einen Moment Pause und sah die beiden Ärzte ihm gegenüber durchdringend an. „Wir haben eben mit dem Pförtner, Herrn Schumann, gesprochen. Er hat ausgesagt, Ella mehrfach in der Begleitung eines Mannes gesehen zu haben, in den uns vorliegenden Unterlagen steht allerdings, dass Ella ihre Eltern nicht sehen wollte und von einer anderen Bezugsperson, die sie abholen durfte, ist nicht die Rede. Wer also ist dieser Mann?"

Die beiden Ärzte sahen sich erstaunt an. Der Leiter der Abteilung begann hektisch in einem Ordner zu wühlen, der vor ihm auf dem Tisch lag.

„Merkwürdig", murmelte er. „Die Liste mit den Bezugspersonen ist nicht da. Wenn wir einen Patienten neu aufnehmen, legen wir diese Liste an. Wir brauchen selbstverständlich einen Überblick, wer die Kinder und Jugendlichen hier abholen darf. Im Verlaufe des Aufenthalts wird diese Liste meist länger. Da insbesondere die etwas älteren Jugendlichen auch mal an einem Nachmittag mit einem Freund oder einer Freundin unterwegs sein dürfen." Er blätterte nochmals in dem Ordner. „Das hängt natürlich davon ab, wie gut es dem Patienten geht“, beeilte er sich, anzufügen. „Wissen Sie, warum die Liste nicht in Ellas Akte ist“, wandte er sich schließlich an Smilla Freud. Die machte eine ablehnende Geste.

„Ich bin ziemlich sicher, dass Ella niemanden hat auf die Liste setzen lassen, nachdem sie aufgenommen wurde. Das ist etwas, was wir in unseren Therapiestunden besprechen, eventuelle Treffen mit Freunden und Verwandten. Ich habe sie sogar mehrfach gefragt, ob sie nicht mal eine Freundin sehen möchte, sie hat den Kontakt nach außen regelrecht abgelehnt“, erinnerte sich die Psychiaterin.

„Heißt das, für Ella gab es eine solche Liste überhaupt nicht?“, hakte Falk nach.

„Doch, das Blatt müsste auf jeden Fall in ihrer Akte abgelegt sein, selbst wenn nichts darauf stehen würde“, antwortete die junge Frau nachdenklich. „Wenn Ella an den Wochenenden abgeholt worden ist, müsste mindestens ein Name auf der Liste stehen. Ich weiß auch, dass sie nicht jedes Wochenende auf der Station geblieben ist.“

„Haben Sie nicht eben gesagt, es sei Teil der Therapie und würde besprochen, was die Kinder während dieser sogenannten Belastungsurlaube unternehmen?“, baute Falk das vom Pförtner benutzte Wort in seine Frage ein.

„Natürlich. Ella hat mir gesagt, sie verbringe die Wochenenden, wenn sie die Klinik verlassen durfte, bei ihrem Onkel, zu dem sie ein ganz gutes Verhältnis habe. Ich bin natürlich davon ausgegangen, dass der Mann auf der Liste steht.“

„Sie haben also nicht nachgeschaut.“

Professor Albrecht und Smilla Freud schüttelten gleichzeitig die Köpfe.

„Könnten Sie bitte versuchen zu klären, was da schiefgelaufen ist und uns so schnell wie möglich informieren. Irgendjemand muss die Personalien des angeblichen Onkels doch überprüft haben.“ Falk war sichtbar bemüht, sich seinen Ärger nicht anmerken zu lassen. „Was hat Ella von ihren Besuchen bei dem Mann erzählt?“

„Sie war sehr wortkarg, wenn ich sie gefragt habe, was sie unternommen haben. Deswegen habe ich die Wochenenden mit ihrem Onkel in den Protokollen wohl nicht erwähnt. Die Protokolle sind ja eigentlich auch intern, es geht darum, die Entwicklung der Patienten zu dokumentieren, nicht jedes Wort aufzuschreiben.“ Smilla Freud war das Unbehagen über die Fragen der Polizei anzumerken. „Ella war insgesamt nicht sehr gesprächig. Es war schwierig, überhaupt etwas aus ihr herauszubekommen. Sie werden in den Akten gelesen haben, dass wir mit der Therapie nur sehr langsam vorangekommen sind, da das Mädchen sich kaum geöffnet hat. Daher hat es mich nicht weiter gewundert, dass sie so wenig über ihre Wochenenden erzählt hat.“

„Ich kann Ihnen mitteilen, dass das Mädchen von einem Mann abgeholt wurde, der nicht ihr Onkel ist. Schlimmer noch, der Name des Mannes ist Armin Nasche und gegen ihn liegt eine richterliche Anordnung vor, dass er sich dem Mädchen nicht nähern darf. Wegen sexueller Belästigung.“

Die Atmosphäre in dem Besprechungsraum war angespannt, sowohl Professor Albrecht als auch Smilla Freud wirkten schockiert, sagten aber nichts.

„Sie wussten doch von der sexuellen Belästigung, haben Sie mit dem Mädchen nicht darüber gesprochen?“, bohrte Falk nach. Sein Tonfall machte deutlich, dass er eine schnelle Antwort erwartete.

„Sie wollte nicht darüber sprechen“, erklärte Smilla Freud und wirkte hilflos. „Sie können einen Patienten nicht zwingen, über etwas zu sprechen, solange er nicht bereit dazu ist.“

„Und was machen Sie mit solchen Patienten? Patienten, die nie bereit sind zu sprechen.“ Es war Amaryllis, die die Frage gestellt hatte und Dr. Freud schien erleichtert, über etwas Allgemeineres sprechen zu können.

„Das Mädchen war stark depressiv, es gab kein Herankommen an sie. Solche Fälle gibt es manchmal, dass die Kinder sich gar nicht öffnen. In der Visite haben wir vorsichtig bereits darüber gesprochen, Ellas Therapie abzubrechen. Das sind keine schönen Fälle, man ist nicht stolz darauf, aber nicht allen Kindern kann geholfen werden.“

„Der Mann, der sich als ihr Onkel ausgegeben hat, hat uns gesagt, Ella habe ein Medikament bekommen und es ginge ihr viel besser, sie mache Pläne für die Zukunft, wolle nicht zu ihren Eltern zurück, sondern in eine eigene Wohnung ziehen.“ Falk sah die Frau fragend an, die verwirrt wirkte.

„Es ist korrekt, dass wir Ella ein Medikament gegeben haben, allerdings hatte sie starke Nebenwirkungen, daher haben wir es relativ zügig wieder abgesetzt. Wir waren dabei, ein zweites Medikament in einer sehr kleinen Dosis zur Eingewöhnung zu geben, als Ella gestorben ist. Daher muss ich Ihre Frage verneinen, Ella ging es nicht besser. Ich weiß nicht, woher der Mann seine Informationen hat.“

„Im Obduktionsbericht steht, dass sämtliche Wunden verheilt waren, die Ella sich durch Ritzen selber zugefügt hat. Die Gerichtsmedizinerin geht sogar davon aus, dass die Wunden bereits verheilt waren, als Ella stationär bei Ihnen aufgenommen wurde. Können Sie das bestätigen?“ Amaryllis sah die beiden Ärzte erwartungsvoll an, während Professor

Albrecht begann in den Unterlagen zu wühlen.

„Wir haben Ella sehr engmaschig überwacht. Sie hatte, solange sie bei uns war, keine Gelegenheit, sich zu verletzen", sagte er schließlich schwach.

„Wenn ich es recht verstehe, geht die Polizei davon aus, dass Ella mit dem Ritzen aufgehört hat, bevor sie aufgenommen wurde und sie überhaupt kein Fall mehr für einen stationären Aufenthalt in der Psychiatrie war." Smilla Freud schaute die beiden Kommissare fragend an und Amaryllis nickte.

„Würden Sie dieser Annahme zustimmen?"

Die junge Psychiaterin überlegte einen Moment, sah ihren Vorgesetzten an, der wie versteinert wirkte.

„Das Mädchen ist ermordet worden, wenn wir herausbekommen wollen, was passiert ist, müssen Sie alles sagen, was Sie wissen. Es ist offensichtlich einiges schiefgelaufen im Fall von Elisabeth Heisig", wies er die Ärztin schließlich an.

Smilla Freud presste die Lippen zusammen, als wolle sie sich selber am Weitersprechen hindern, begann dann aber zu reden. „Ich dachte, ich würde mir das einbilden, habe meine eigene Einschätzung von Ella für übertrieben gehalten. Offenbar lag ich mit meiner Intuition doch nicht so falsch."

Sie machte eine kurze Pause. „Ehrlich gesagt, hatte ich in den Therapiestunden öfters das Gefühl, dass Ella hier war, weil sie vor etwas auf der Flucht war. Und mit etwas meine ich nicht Sorgen oder Probleme. Ich meine eine Person. Sie hatte Angst vor jemandem. Ich glaube, sie hat sich im Krankenhaus in der Hoffnung versteckt, dass wer auch immer ihr solche Angst gemacht hat, hier nicht an sie herankommt."

25.

Das Zimmer war aufgeräumt, sauber und wirkte insgesamt, als warte es nur auf die Rückkehr seiner Bewohnerin aus der Schule. Auf dem großen Bett lag ein alter zerschlissener Teddybär zwischen ordentlich arrangierten Kissen, ein kleiner Strauß mit frischen Blumen stand auf einer der Fensterbänke. Fotos, die ein junges Mädchen mit Pferden oder Freundinnen zeigten, standen daneben. Die hellen Möbel passten alle perfekt zueinander, so perfekt, dass man sich wunderte, ob wirklich ein Teenager sie ausgesucht haben konnte.

„Wenn ich meinen Töchtern so ein Zimmer im Landhaus-Stil einrichten würde, würden die als Erstes ein paar Dosen Farben besorgen und alles mit Graffitis vollsprühen“, verglich Falk und zog eine der Schubladen auf. „Alles steht penibel an seinem Platz, nicht mal die Spurensicherung hat es geschafft, Unordnung reinzubringen.“

„Die Eltern werden aufgeräumt haben, kaum hatten die

Kollegen der Spurensicherung die Haustür hinter sich geschlossen", vermutete Amaryllis. „Ich habe keine Erfahrung mit Teenagern, aber das Zimmer erscheint deutlich zu perfekt. Trotz Fotos, Blumen und Deko wirkt es irgendwie herzlos."

„Wundert dich das bei der Familie?" Falk nahm ein Heft von dem Schreibtisch, das neben einem Stifthalter mit sorgsam nach Farben geordneten Stiften lag. „Wenn ich mir die Schrift von Ella anschaue, würde ich nicht vermuten, dass sie ihr Zimmer so perfekt aufgeräumt hat. Zumindest nicht freiwillig."

Er hielt seiner Kollegin das Heft hin, die einen Blick auf eine nicht wirklich unordentliche, sondern eher ständig wechselnde Schrift warf.

„Sie hat die Buchstaben mal nach rechts, mal nach links ausgerichtet. Kein einziger Satz wirkt einheitlich", kommentierte sie. „Man könnte fast glauben, alle zwei Worte schreibt ein anderer Mensch. Vielleicht sollten wir das Sven zeigen, als Psychologe kann er uns sicher sagen, ob das auf eine Störung hinweist oder vorkommen kann."

„Weiß zwar nicht, was das bringen soll, aber warum nicht", stimmte Falk zu und steckte das Heft in eine Tüte für Beweismaterialien. „Findest du es nicht komisch, dass hier überall Bilder von Ella mit irgendwelchen Freundinnen rumstehen? Laut Armin Nasche hatte das Mädchen in der Schule keine Freunde und Smilla Freud hat gesagt, sie habe es abgelehnt, Freundinnen zu treffen, obwohl es die Möglichkeit gegeben hätte, während sie in der Psychiatrie war."

„Auf den Bildern ist Ella höchstens zehn oder zwölf Jahre alt. Wahrscheinlich war sie damals nicht so verschlossen", vermutete Amaryllis.

„Spricht dafür, dass die Eltern das Zimmer eingerichtet und dekoriert haben. Welches 17-jährige Mädchen stellt sich bitte

Fotos von den Ferien auf dem Reiterhof auf, als es 12 war?"

„Jetzt weiß ich, woran ich bei dem Zimmer denken muss", sagte die Kommissarin plötzlich. „Es ist wie ein Schrein, der an eine frühere, glücklichere Zeit erinnert. Irgendetwas muss mit Ella passiert sein, als sie ein Teenager wurde, sie hat sich verändert, die Beziehung zu ihren Eltern hat sich rapide verschlechtert. Die Eltern haben nach ihrem Tod das Zimmer in den Zustand gebracht, in dem es war, als die Familie zuletzt glücklich war", vermutete sie dann.

„Hört sich eindeutig zu herzergreifend an für die Familie, die wir bislang kennengelernt haben", wies Falk die Überlegung zurück.

„Ella ist dreizehn oder vierzehn, lässt sich mit den falschen Leuten ein, verkracht sich mit ihren Eltern. Sie gerät immer tiefer in einen Sumpf, beginnt sich zu ritzen und hat schließlich das Gefühl, sie müsse vor ihren vermeintlichen Freunden fliehen und lässt sich in die Psychiatrie einweisen. Doch sie weiß zu viel, die falschen Freunde spüren sie auf und bringen sie um", spann Amaryllis ihre Geschichte ungerührt weiter.

„Ich würde deiner blühenden Fantasie leichter folgen können, wenn wir hier nicht von einem Teenager aus gutem Hause, sondern einem Mitglied eines der berühmten Berliner Clans sprechen würden", konterte Falk. „Verdammt, wo bleiben die Heisigs so lange?", fluchte der dann.

Amaryllis Winter und Falk von Heeren waren nach dem Gespräch mit Ellas Ärzten in Richtung Zehlendorf aufgebrochen, um die Eltern des toten Mädchens und Armin Nasche erneut zu befragen. Stefan Heisig und seine Frau Sonja hatten die Kommissare zwar hereingebeten, allerdings darauf verwiesen, dass sie zunächst die letzten Patienten ihrer Sprechstunde behandeln müssten, bevor sie für ein weiteres

Gespräch Zeit hätten. Amaryllis hatte vorgeschlagen, in der Zwischenzeit in Ellas Zimmer zu warten und sich dort etwas umzusehen.

„Ich denke eher, dass Ella aus Angst vor ihren Eltern oder Armin Nasche in die Psychiatrie geflüchtet ist“, sagte Falk. „Die Eltern, die tun, als würde es um eine Fremde gehen und nicht um ihr Kind. Dazu dieser Nasche, der sich als Opfer und Retter darstellt, dem Mädchen aber wie es aussieht sexuell nachgestellt und sie an den Wochenenden unter Angabe von falschen Personalien gesehen hat. Ich komme mir vor, als wäre ich in zwei falschen Filmen gleichzeitig.“

„Vergiss das mysteriöse Pärchen nicht, das an ihrem Todestag in der Klinik war und Ella vorher offenbar ausspioniert hat. Sie sind trotz allem deutlich verdächtiger als die Eltern oder der Lehrer“, erinnerte Amaryllis ihn. „Außer natürlich, Heisigs oder Nasche haben Profikiller engagiert.“

„Sehr witzig, vor allem, da wir keinen Ansatz haben, wo wir nach dem Paar suchen sollen“, brummte Falk. „Wir haben nicht mal ein vernünftiges Phantombild von dem Mann zusammengebracht. Selbst Profi-Personenmerker Roger Schumann, der Pförtner der Klinik, konnte kaum Angaben zu dem Mann machen, da er den Kopf gesenkt gehalten hat, eine Kappe trug oder bewusst schräg neben dem Sprechfenster gestanden hat, wenn er sich einen Besuchsschein hat ausstellen lassen.“

„Ella hatte vor etwas Realem Angst, so viel wissen wir. Sie hat sich über einen kurzen Zeitraum intensiv geritzt, direkt bevor sie auf eigenen Wunsch in die Psychiatrie eingewiesen wurde, weil sie hoffte, sie sei dort sicher.“

Amaryllis spielte gedankenverloren mit einer kleinen antiken Puppe, die auf einer Kommode saß. „Weißt du was ich mir sogar vorstellen könnte? Das selbstverletzende Verhalten, das Ritzen, vielleicht war das am Ende nur Teil ihres Planes, sich in Sicherheit zu bringen!

„Du meinst das Mädchen hat ihre psychische Erkrankung nur vorgespielt? Da müsste sie aber eine sehr gute Schauspielerin gewesen sein“, widersprach Falk.

„Möglich wäre es. Und ich stimme dir nicht zu, dass es ihre Eltern oder Nasche sind, vor denen sie Angst hatte. Aber einer von ihnen muss wissen, was Ella eine derartige Angst eingeflößt hat.“

26.

Die Tür des Kinderzimmers öffnete sich und Stefan Heisig trat ein. „Wie ich sehe, haben Sie sich gründlich umgeschaut", bemerkte er mit leichtem Vorwurf in der Stimme und schloss die Schublade, die Falk geöffnet hatte. „Sie können selbstverständlich mitnehmen, was Sie benötigen", fuhr er mit einem erneut missbilligenden Ton in der Stimme fort.

„Herr Heisig, wir haben mit Frau Dr. Freud, der zuständigen Psychiaterin Ihrer Tochter gesprochen. Sie sagte uns, dass sie das Gefühl hatte, Ella habe vor etwas Angst gehabt. Sie ging sogar so weit zu sagen, dass Ihre Tochter sich zu ihrem eigenen Schutz selber in die Klinik eingewiesen hat." Amaryllis beobachtete die Reaktion des Vaters auf ihre Worte, doch der erschien gelassen.

„Natürlich hatte sie Angst. Angst vor diesem Nasche, der hat sie belästigt. Elisabeth hatte nie einen Freund und dann macht sich plötzlich ihr eigener Lehrer an sie ran und betatscht sie. Der Typ ist schmierig und dreimal so alt wie unsere Tochter! Sie wird sich gedacht haben, lieber in die Klinik, als sich weiter seiner Gier auszusetzen."

„Das klingt nicht, als habe Ella mit Ihnen darüber gesprochen?", fragte Amaryllis nach.

„Dieser Mann hat uns unser Kind entfremdet und sich an ihr vergangen", erklärte Stefan Heisig kühl. „Er wusste, was er tun musste, um maximalen Schaden anzurichten."

„Ihre Frau war der Meinung, dass Nasche sich an Ihrer Familie rächen will. Sie sagte, es gehe um eine alte Geschichte, die sich zwischen Ihrem und Armin Nasches Großvater zugetragen habe. Kommt Ihnen das nicht etwas weit hergeholt vor? Oder teilen Sie die Auffassung Ihrer Frau?"

„Meine Frau ist was?" Es war nur ein kurzer Moment, doch Stefan Heisig schien zum ersten Mal, seit die Kommissare ihn kannten, die Fassung verloren zu haben.

„Selbstverständlich teile ich die Auffassung meiner Frau", redete er schließlich mit fester Stimme weiter, ohne eine Antwort auf seine vorherige Frage abzuwarten. „Nasche ist ein Faulenzer, der sich übervorteilt fühlt, weil seiner Familie vor Urzeiten Unrecht getan wurde. Statt zu arbeiten, macht er uns lieber das Leben zur Hölle."

Stefan Heisig hatte sich an das Fenster gestellt und schaute hinaus. Er drehte sich langsam um und sah den Kommissaren in die Augen. „Diese alte Geschichte hat nichts, aber auch gar nichts mit Ella zu tun. Das können Sie mir glauben."

„Gibt es irgendjemanden außer Armin Nasche, der Ihrer Tochter solche Angst gemacht haben könnte?", startete Amaryllis einen neuen Versuch, mehr aus dem Mann herauszubekommen. „Wir haben bei der Suche nach dem Paar, das sich am Todestag ihrer Tochter auffällig auf dem

Klinikgelände verhalten hat, leider keine Fortschritte gemacht. Überlegen Sie bitte gut, ob Ihnen jemand einfällt, zu dem Ella Kontakt hatte, bevor sie in die Klinik gegangen ist."

„Nein. Ella kannte keine fragwürdigen Personen außer Armin Nasche."

Amaryllis und Falk wechselten einen Blick, beiden war klar, dass Stefan Heisig nicht die Absicht hatte, etwas anderes zu sagen, als das, was sie schon wussten.

Der Vater von Ella strich das Kopfkissen seiner Tochter mit der Hand glatt, eine Geste, die ungewöhnlich emotional für den Mann erschien.

„Sie halten mich für ein Arschloch, habe ich Recht?", fragte er mit heiserer Stimme. „Sie denken, dass mich der Tod meiner eigenen Tochter kalt lässt, ich kein Interesse habe herauszufinden, was mit ihr geschehen ist. Dass ich ein Widerling bin, weil ich keine Ahnung hatte, wer mein eigenes Kind an den Wochenenden besucht hat und noch schlimmer, es selber nicht gesehen habe, obwohl es in der Psychiatrie war."

Stefan Heisig hielt kurz inne, als sei er erstaunt über seine eigene Emotionalität, räusperte sich kurz und sprach mit fester Stimme weiter.

„Elisabeth war uns fremd geworden im letzten Jahr. Sie hatte sich komplett auf diese irren linken Thesen von Armin Nasche eingelassen. Hat dem Mann förmlich an den Lippen gehangen, wie ein verliebtes Groupie einem drogensüchtigen Popstar, ganz egal, was der für einen Müll von sich gibt. Wir konnten mit den Anschuldigungen, die sie plötzlich gegen unsere Familie, gegen mich vorbrachte, nicht umgehen. Doch ihr vermeintliches Idol, ihr Retter war eben kein Ritter in glänzender Rüstung. Nasche hat sich an Ella rangemacht, sie traumatisiert mit seinen sexuellen Übergriffen."

Stefan Heisig hatte wieder mit einer ungewöhnlichen Betonung gesprochen, die seinen Worten eine unheimliche Wirkung verlieh. Sein Gesichtsausdruck war hart und unerbittlich, als er weitersprach.

„Es würde mich nicht wundern, wenn er irgendwelche seiner radikalen linken Freunde überredet hätte, unsere Tochter zu töten, bevor sie auspackt, was er ihr noch alles angetan hat? Der Mann hat kennt nur ein Ziel im Leben! Für den Mist, den er verbockt, nicht zur Rechenschaft gezogen zu werden!"

27.

Februar 1937

Seine Medaille glänzte in der Vitrine, er wusste, dass Helga sie an diesem Morgen poliert hatte, sie polierte sie jeden Morgen voller Stolz auf ihren Mann und das, was er geschafft hatte. Sie waren jetzt wer. Maisonettewohnung hin oder her. Albert ließ seinen Blick durch ihre Behausung schweifen. Die drei kleinen Zimmer, in denen sie zu fünft hausten, waren ein Witz. Es war ein Witz, dass sie immer noch in der kleinen Wohnung seiner Eltern hockten und dankbar sein mussten, dass sie sie überhaupt bekommen hatten. Er hatte über das Training sein Studium vernachlässigt, hing hinterher, verdiente kein Geld. Ausgerechnet Gottfried war an ihm vorbeigezogen, praktizierte bereits als Arzt, obwohl er genauso viel trainierte hatte wie Albert. Doch damit war es vorbei, dass Gottfried besser war als er. Das Blatt hatte sich gewendet.

Der Abend, als er nach dem Wettkampf nach Hause

gekommen war, sie mit Sekt auf den frischgebackenen Olympiasieger im Mannschaftswettbewerb im Turnen angestoßen hatten, war ausgelassen gewesen. Aus allen Häusern der Straße waren Nachbarn zu ihnen geströmt, um ihm zu gratulieren, einen Blick auf den Sporthelden zu werfen. Viele hatten Geschenke mitgebracht, Sekt und anderen Alkohol. Jede einzelne Flasche war noch am gleichen Abend geöffnet und geleert worden.

An diesem Abend war von der ausgelassenen Stimmung nichts mehr zu spüren. Es war kalt in der Wohnung, die Holzofen zog kaum noch und sie feuerten ihn nicht mehr an, damit der Ruß nicht an der Tapete kleben blieb und die Kinder nicht husten mussten. Husten würden sie trotzdem, wenn auch erst in ein paar Tagen, wenn die Erkältung in Fahrt kam, die sie sich dank der Verkühlung sicher zuziehen würden. Doch niemand beschwerte sich über die Kälte. Sein Sohn Josef saß mit ernstem Gesicht am Tisch und sah sich die Zeitung an, die er noch nicht lesen konnte. Und sogar die kleine Bertha, die sonst nonstop plapperte, hielt ihren Mund. Instinktiv spürten die Kinder, dass etwas Furchtbares geschehen sein musste.

„Sie haben ihn einfach abgeholt. Kein Wort, was ihm vorgeworfen wird, wohin er gebracht wird, was mit ihm geschieht. Elvira ist verzweifelt." Helga stellte eine Schüssel mit dampfenden Kartoffeln auf den Tisch, wo bereits eine Fleischplatte und eine Schale mit Erbsen standen.

„Wir wissen doch alle, was ihm vorgeworfen wird. Ich verstehe Elvira nicht, dass sie ihn nicht längst rausgeschmissen hat, spätestens als die ersten Gerüchte aufgekommen sind, hätte sie ihn verlassen und an ihre Kinder denken müssen", knurrte Albert, nahm sich ein Stück Fleisch und schob die Platte in Helgas Richtung. „Du findest es auch widerwärtig, was er tut."

„Darum geht es nicht“, seine Frau schüttelte den Kopf. „Es geht um die Familie, die zerstört wird. Wovon sollen Elvira und die Kinder leben? Sie muss sich eine Arbeit suchen, aber wer passt auf die Kleinen auf? Und wie soll sie das Haus halten? Sie ist Schneiderin, niemals kann sie genug verdienen, damit sie in dem Haus bleiben können.“

„Ich wüsste, wie wir ihnen helfen könnten“, sagte Albert bedächtig, als sei er gerade auf die Idee gekommen, müsse sie aber überdenken, um zu sehen, ob es wirklich funktionieren könne.

Helga sah ihren Mann erstaunt an. „Wie könnten wir helfen? Wir haben keine Reserven. Wir kommen selber kaum über die Runden.“

Albert lächelte. „Ich habe gute Nachrichten. Der Führer hat entschieden, dass alle Olympiahelden entlohnt werden, eine Art Bonus bekommen. Es ist eine Menge Geld. Wir könnten Elvira das Haus abkaufen und sie dort so lange wohnen lassen, bis sie wieder auf die Füße gekommen ist.“

„Du willst in das Haus von Gottfried und Elvira ziehen?“ Helga konnte ihre Irritation über die Idee nicht verbergen.

Albert wusste, dass seine Frau von dem Vorschlag überrascht war, aber er hatte ihre Blicke gesehen, wann immer sie ihre Freunde in der prunkvollen Villa am Ende ihrer Straße besucht hatten. Ihre Blicke, die ihm verraten hatten, dass sie auch gerne in so einem Haus wohnen würde. Ihre Blicke, die sie nicht nachfragen lassen würden, ob die Geschichte mit dem Bonus für den Sieg bei Olympia wirklich stimmen konnte, jetzt über ein halbes Jahr nach den Spielen.

Überhaupt würde niemand nachfragen, wenn der Name des Führers in der Geschichte vorkam, das wagte keiner. Und so würde auch niemand herausfinden, dass er das Geld für den Verrat seines ehemals besten Freundes an die Nationalsozialisten bekommen hatte.

28.

Ein heftiger Wind hatte eingesetzt, als Amaryllis und Falk das Haus der Heisigs verließen. Dunkle Wolken jagten am Himmel, gelbe Blätter flogen durch die Luft. Die Klappe des Mülltonnenhäuschens an der Umgrenzungsmauer des Grundstücks hatte sich gelöst und schlug lautstark im Wind hin und her.

„Ich fasse es nicht. Um aus dem Typen etwas anderes herauszukriegen, außer dass Nasche der Bösewicht ist, müssen wir ihn festnehmen und vernehmen. In dem Fall wird er sich einen Anwalt nehmen und die Aussage verweigern, an den ist nicht ranzukommen“, schimpfte Falk, während er den Reißverschluss seines Parkas hochzog.

Stefan Heisig hatte die beiden Kommissare gebeten zu gehen, nachdem er ihnen seine Gefühle nach dem Tod seiner Tochter dargelegt hatte. „Sie werden verstehen, dass ich jetzt nicht weiter darüber sprechen kann“, hatte er gesagt. „Bitte gehen Sie.“

„Diese alte Familiengeschichte zwischen den Nasches und den Heisigs, kommt dir das nicht auch merkwürdig vor?“, wechselte Amaryllis das Thema. „Wie vehement Heisig abgestritten hat, dass die etwas mit dem Tod seiner Tochter zu tun haben könnte, dabei ist sie angeblich der Grund, warum Nasche seine Familie so hasst.“

„Zwei Kollegen sind dabei, sich die Sache anzuschauen“, antwortete Falk. „Wir sollten später im Büro nachfragen, ob sie schon was rausgefunden haben.“

„Hoffentlich, der Rest der Nachforschungen ist bislang im Sande verlaufen. Der Kinderpsychiater, der Ella die Überweisung in die Klinik ausgestellt hat, ist weiterhin im Urlaub, die Befragungen von Ellas Freundinnen und Lehrern haben absolut nichts gebracht. Sie war ein stilles Kind, eine Einzelgängerin, die sich niemandem anvertraut hat. Eine großartige Veränderung an ihr hat niemand bemerkt, auch nicht, nachdem Nasche sie belästigt hat. Das Mädchen muss in ihrem Kummer verschlossen gewesen sein wie eine Auster.“

„Und das bestätigt natürlich deine neue Theorie, dass sie im Mittelpunkt einer riesigen Verschwörung stand und sterben musste, weil sie zu viel wusste“, kommentierte Falk ironisch.

Amaryllis ignorierte die Worte ihres Kollegen, öffnete mit Mühe die Autotür und stieg in den Wagen. „Die haben heute Morgen im Radio einen orkanartigen Sturm für heute Nacht angekündigt. Scheint ganz so, als setze der früher ein als gedacht.“

„Sehen wir zu, dass wir mit Armin Nasche sprechen und nach Hause kommen. Beim letzten Sturm haben meine geliebten Töchter vergessen, die Fenster zu schließen und ich hatte einen nassen Laubwald auf meinem Bett und im Wohnzimmer liegen, als ich nach Hause kam. Da würde ich dieses Mal gerne drauf verzichten", erklärte Falk und startete den Wagen.

Amaryllis sah auf ihre Uhr. „Der Termin mit Nasche ist erst in einer guten Stunde, lass uns ein Café suchen und dort warten. In der Zeit kannst du zu Hause anrufen und deine Töchter bitten, die Fenster zu schließen. Wenn man der Wettervorhersage glauben darf, droht uns ein Jahrhundertsturm."

29.

Der Sturm hatte sich tatsächlich deutlich verstärkt, als die beiden Kommissare aus dem kleinen Café auf die Straße traten, in der sich auch die Wohnung von Armin Nasche befand. Sie hatten kaum gesprochen, jeder hatte seinen Gedanken über diesen merkwürdigen Fall nachgehangen.

„Ich bin gespannt, was er uns für einen Bären aufbindet, warum er sich als Onkel von Ella ausgegeben hat“, sagte Falk schließlich, als sie vor der Wohnungstür des Ethiklehrers standen.

Dieser brauchte eine Weile, bevor er öffnete, obwohl er den Summer der Haustür betätigt hatte und die Kommissare erwartete.

„’tschuldigung, musste mir erst mal was anziehen. Hatte mich für ein kurzes Nickerchen hingelegt, bin aber fest geschlafen, als wäre ich im Koma und war total orientierungslos, als Sie geklingelt haben“, erklärte er grinsend. „Kommen Sie rein, ich mache uns erst mal einen Kaffee.“

„Herr Nasche, Sie wurden von mehreren Personen

eindeutig als der Mann identifiziert, der Elisabeth Heisig in der Klinik besucht, beziehungsweise sie an den Wochenenden abgeholt hat. Offenbar haben Sie einen Onkel von Ella erfunden, um sie unter einem Decknamen besuchen zu können“, stellte Amaryllis die erste Frage, nachdem Nasche mit drei Kaffeebechern, die sauberere Tage gesehen hatten, aus der Küche zurückgekommen war.

„Was heißt denn offenbar?“, stellte er eine Gegenfrage und trank einen Schluck Kaffee.

„Offenbar heißt, dass die Liste mit den Bezugspersonen, die Ella im Krankenhaus besuchen durften, nicht auffindbar ist. Offenbar heißt außerdem, dass eine einstweilige Verfügung gegen Sie vorliegt, dass Sie sich dem Mädchen nicht nähern dürfen. Das gesamte Personal der Station weiß nur von einem Onkel, der Ella besucht hat. Man muss nicht Sherlock Holmes sein, um zu kombinieren, dass Sie sich als dieser Onkel ausgegeben haben, zumal Sie, wie gesagt, eindeutig identifiziert wurden“, antwortete Amaryllis kühl.

„Ist ja ‘ne ganz schöne Schlamperei, dass die Liste mit den Bezugspersonen weg ist.“ Armin Nasche hatte ohne Häme in der Stimme gesprochen, dennoch war seine Bemerkung nur als Provokation zu werten.

„Herr Nasche, ich möchte nicht sagen, dass Sie bereits in Verdacht stehen, was den Tod des Mädchens angeht. Derartige Bemerkungen machen es für uns aber nicht leichter, Sie als Verdächtigen auszuschließen.“ Amaryllis sah den Mann kühl an.

„Schon gut. Ich weiß nicht, warum alle Staatsdiener immer so schlechte Laune haben müssen und keinerlei Spaß verstehen.“ Nasche machte mit der Hand eine abwinkende Bewegung und trank erneut von seinem Kaffee.

„Das liegt in unserem Fall sicher daran, dass wir den Tod

eines 17-jährigen Mädchens untersuchen und das nur bedingt zum Lachen finden", konterte Falk.

„Es blieb mir nichts anderes übrig, als mich als der Onkel von Ella auszugeben", erklärte Nasche. „Wegen dieser bescheuerten einstweiligen Verfügung durfte ich sie offiziell nicht sehen, also habe ich einen Verwandten erfunden, und das war es."

„Mussten Sie sich nicht ausweisen?"

„Doch natürlich, aber nur beim Pförtner. Ella hat auf der Station gesagt, ihr Onkel hole sie ab, das hat denen gereicht. Nicht mein Problem, wenn die nicht besser kontrollieren.

Der Pförtner, der war allerdings ein echt scharfer Hund, hat sich alles ganz genau angesehen, ein totaler Wichtigtuer, als ginge es um ein Staatsgeheimnis. Meine Verkleidung war aber ziemlich gut, so hatte er nichts auszusetzen."

„Und wie sah diese Verkleidung aus?"

„Ich habe mir den Pass eines Kumpels ausgeliehen, der mir ein bisschen ähnlich sieht. Die Rastazöpfe habe ich mir deswegen zugelegt. Die verändern einen komplett und wenn man die nicht hatte, als man den Pass beantragt hat. Tja, Pech." Er kratzte sich genussvoll am Kopf. „Jetzt kann ich die Dinger abrasieren und als Erinnerung einmotten, Sie glauben gar nicht, wie ich mich darauf freue."

„Ihnen ist bewusst, dass Sie damit gleich mehrfach gegen das Gesetz verstoßen haben?"

„Mit den Rastazöpfen?", grinste Nasche, wurde aber ernst, als er die Mienen der beiden Polizeibeamten sah. „Natürlich, aber wie haben Sie eben so schön gesagt: Es ging um ein 17-jähriges Mädchen, das sich nichts mehr als einen Menschen gewünscht hat, der für sie da war. Sie können mich gerne vor Gericht zerren, aber ich bleibe dabei, in dem Fall hat der Zweck die Mittel geheiligt."

Amaryllis konnte an Falks Gesicht erkennen, dass die Aussage ihn ebenso wütend wie sie gemacht hatte, denn Nasche hatte sich mehr oder weniger elegant aus der Affäre gezogen. Sie würden einen Durchsuchungsbeschluss für seine Wohnung beantragen, doch mit der Tatsache, dass Elisabeth Heisig sich in der Wohnung des Mannes aufgehalten hatte, der sich ihr nicht nähern durfte, konnten sie nichts mehr beweisen, was er nicht bereits zugegeben hatte.

Ein genialer Schachzug, dachte sie und musterte den Mann ihr gegenüber.

Armin Nasche wirkte zufrieden mit sich und war mit der Welt im Reinen. Der Kommissarin fiel auf, dass seine Rastazöpfe ungepflegt wirkten und an der Kopfhaut bereits ein ganzes Stück herausgewachsen waren.

Kein Wunder, wenn die Dinger nur Tarnung waren, überlegte sie. *Komisch, dass er sich so viel Mühe gemacht hat, das Mädchen am Ende aber kaum noch besucht hat. Vielleicht haben die Heisigs recht, dass er ihnen tatsächlich nur eins auswischen wollte.*

„Sie scheinen die einstweilige Verfügung wegen sexueller Belästigung gegen Sie nicht sehr ernst genommen zu haben?", stellte Falk unterdessen die nächste Frage.

„Nein, das habe ich nicht. Die Vorwürfe sind erstunken und erlogen!" Armin Nasche richtete sich in seinem Sessel auf, in dem er es sich zuvor gemütlich gemacht hatte, zu gemütlich dafür, dass er von der Polizei befragt wurde, wie Amaryllis fand.

„Heisig will mich fertigmachen! Heutzutage muss doch nur angedeutet werden, dass man eine Frau oder schlimmer ein junges Mädchen von der Seite angeschaut hat, und zack sitzt man im Knast. Toller Rechtsstaat ist das."

Amaryllis teilte diese Einschätzung des Mannes überhaupt

nicht, bemühte sich aber, ruhig zu bleiben.

„Nur weil ein Vater zu Polizei geht und sagt, dass seine Tochter belästigt wurde, wird kein Richter eine derartige Verfügung erlassen“, kommentierte sie kühl. „Soweit wir gesehen haben, hat Ella die Angaben ihres Vaters bestätigt.“

„Natürlich hat sie das!“, blaffte Nasche verächtlich. „Was hätte sie auch sonst tun sollen? Der Mann ist ein Tyrann, ein Verbrecher, er hat sie unter Druck gesetzt und sie hat gesagt, was er wollte. Sie sehen doch, wie verzweifelt das Mädchen war. Sie hat sich selber in die Psychiatrie einweisen lassen, um endlich von ihrem Vater loszukommen! Sie hatte panische Angst vor dem Mann.“ Er nahm eine Schachtel Zigaretten, die auf dem Tisch lag und zog lässig eine heraus. „Heisig ist ein Arsch und hätte alles getan, um mir zu schaden. Der wollte und will mich zerstören, weil ich die Erinnerung bin an das, was seine Familie verbrochen hat. Ich bin wie ein Vogelschiss auf der sauberen Fassade seines gestohlenen Hauses!“

Er nimmt uns schon wieder den Wind aus den Segeln, indem er alles auf Heisig schiebt, schoss es Amaryllis durch den Kopf. *Man könnte ihn für den Wohltäter, sogar das Opfer halten, aber ich nehme ihm das nicht ab. Außerdem stand er schon mal im Verdacht, ein Mädchen belästigt zu haben, auch wenn die Vorwürfe gegen ihn zurückgenommen wurden.*

„Was ist mit den anderen Mädchen, das Ihnen vorgeworfen hat, sich ihr genähert zu haben?“

„Da war nichts. Die Kleine hatte sich in mich verknallt, hat versucht mich zu küssen. Ich habe sie abgewiesen, daraufhin ist sie zu ihren Eltern gerannt und hat mich beschuldigt“, verteidigte der Lehrer sich mit Verachtung in der Stimme. „Wahrscheinlich hat Heisig Wind von der alten Kamelle bekommen und sich gedacht, wenn er ins gleiche Horn bläst, kriegt er mich am besten dran."

„Herr Nasche, wo waren Sie an dem Tag, an dem Elisabeth Heisig gestorben ist? Wir bräuchten eine detaillierte Aufstellung, wann Sie sich wo aufgehalten haben." Falk war aufgestanden, zum Fenster gegangen und schaute hinaus, als interessiere ihn die Antwort auf seine eigene Frage nicht.

„Ich war bei einer Freundin in Brandenburg. Den Namen schreibe ich Ihnen gerne auf." Nasches Antwort kam wie aus der Pistole geschossen, als hätte er mit der Frage gerechnet.

„Wir werden das überprüfen. Gibt es jemand außer Stefan Heisig vor dem Ella Angst gehabt haben könnte?" Amaryllis hatte das ungute Gefühl, dass die Frage genau wie zuvor bei Ellas Vater ins Leere laufen würde. Nasches Antwort bestätigte ihre Sorge.

„Vor wem sollte die Kleine sonst Angst gehabt haben? Die war so verschüchtert, die hat sich kaum unter Menschen getraut."

„Wenn Ella die Wochenenden bei Ihnen verbracht hat, wo hat sie geschlafen?", wechselte Falk das Thema, da auch er die Hoffnung aufgegeben zu haben schien, von Nasche etwas Neues zu erfahren.

„Sie hatte natürlich ihr eigenes Zimmer, kann ich Ihnen gerne zeigen. Nicht so hübsch eingerichtet, wie das bei ihr zu Hause, aber dafür mit Herz und wie es ihr gefiel. Wenn Sie denken, ich sei hier an den Wochenenden über das Mädchen hergefallen, täuschen Sie sich gewaltig. Hat die Obduktion etwa zutage gebracht, dass Ella vergewaltigt wurde? Oder ob ihr überhaupt Gewalt angetan wurde? Ganz sicher nicht! Und falls doch, dann war ich es nicht! Ich habe dem Mädchen geholfen, sich gegen seine Eltern durchzusetzen, damit sie dem lieblosen Familienleben entkommt."

Armin Nasche war nun aufgebracht und zündete sich die Zigarette in seiner Hand hektisch an.

„Kommen Sie, ich zeige Ihnen das Zimmer, Sie können sich gerne überzeugen, dass dort keine Folterinstrumente stehen. Handschellen, mit denen ich sie gefesselt haben könnte, werden Sie ebenfalls vergeblich suchen."

Nasche war aufgestanden, um die beiden Kommissare in das Zimmer zu führen, in dem Ella die Zeit bei ihm verbracht hatte, als Amaryllis' Telefon klingelte. Sie nahm das Gespräch an und machte ihrem Kollegen ein unauffälliges Zeichen, dass sie die Befragung abbrechen mussten.

„Herr Nasche, wir müssen leider gehen. Bitte halten Sie sich für weitere Befragungen bereit", sagte sie knapp, nachdem sie das Telefonat beendet hatten.

Falls der Mann sich über das abrupte Ende des Gespräches wunderte, ließ er es sich nicht anmerken. „Natürlich, ich habe nichts zu verbergen und dank Heisig keinen Job mehr. Ich bin und bleibe hier", sagte er, während er die beiden Beamten hinausführte und die Tür mit einem lauten Knall schloss.

„So wie es aussieht, sind die Heisigs tot", erklärte Amaryllis ihrem Kollegen, kaum standen die beiden allein im Flur.

30.

Der Sturm hatte sich zu dem angekündigten Orkan aufgebaut, als die Kommissare das Wohnhaus von Armin Nasche verließen. Der Wind peitschte um die Häuser, die Äste der Bäume bogen sich unter dem Druck und zwei leere Plastikflaschen flogen laut scheppernd über den Bürgersteig.

„Meistens sind diese Wetterwarnungen für die Tonne, aber diesmal scheint es zu stimmen, dass man besser zu Hause bleiben sollte. Vorhin war es windig, aber dass es so schnell geht und man sich kaum mehr auf den Beinen halten kann, habe ich noch nie erlebt“, schrie Falk, Wind und Regen übertönend.

Die dunklen Regenwolken entluden sich mit aller Kraft, während Amaryllis und Falk rannten, um ins Auto zu kommen.

„Was ist mit den Heisigs passiert?“, fragte Falk, kaum saßen sie im Trockenen, während der Wagen leicht im Sturm hin und her wackelte wie ein Boot auf einem See.

„Sie hatten einen Autounfall. Viel mehr weiß ich nicht. Die

Kollegin, die angerufen hat, meinte nur, dass in der Meldung von zwei Toten die Rede war, keine anderen Fahrzeuge waren in den Unfall verwickelt. Der Unfallwagen ist auf Stefan Heisig zugelassen. Lass uns zum Unfallort fahren und schauen, was passiert ist. Dann sehen wir zu, dass wir nach Hause kommen", schlug Amaryllis vor.

Die Fahrt, die unter normalen Umständen kaum mehr als eine Viertelstunde gedauert hätte, zog sich auf über eine halbe Stunde hin, da überall auf den Straßen Äste lagen und das Wasser überlaufender Kanalschächte nur Schritttempo zuließ. Schließlich erreichten sie die Unfallstelle, die schon von Weitem vom Blaulicht dreier Einsatzwagen der Polizei und zweier Feuerwehrautos fast taghell erleuchtet wurde.

„Heilige Scheiße!", entfuhr es Falk beim Anblick des Autowracks.

Der massige SUV der Familie Heisig verschwand fast komplett unter einem riesigen Baum, der auf die Straße gekippt war. Die Äste ragten bis auf die andere Straßenseite und hätten auch ohne die Polizeiwagen für eine Vollsperrung gesorgt.

„Wenn die Eltern von Ella im Wagen saßen, als der Baum darauf gekracht ist, können beide nur tot sein", vermutete Amaryllis. „Was für ein grauenvoller Unfall."

Die beiden Beamten stiegen aus und kämpften sich gegen den Wind zur Unfallstelle durch.

„Wissen Sie, was genau passiert ist?", schrie Falk einem der Polizisten zu, die in gelben Warnjacken neben dem Wrack standen.

Der Mann zeigte mit seiner Hand auf einen der Polizeiwagen und ging in dessen Richtung.

„Polizeimeister Daniel Hohenfurch, ich war mit meinem Kollegen zusammen als Erste hier. Wir haben die Unfallstelle abgesichert“, erklärte er, nachdem die drei Beamten im Wagen saßen. „Die Feuerwehr ist wegen des Sturms seit Stunden im Dauereinsatz, die waren trotzdem fast gleichzeitig mit uns vor Ort. Das Unwetter da draußen wird uns die nächsten Tage in Atem halten.“

„Konnten Sie sehen, wie viele Personen im Wagen saßen?“, fragte Amaryllis.

„Zwei Personen, eine Frau und ein Mann. Sind beide schlimm zugerichtet, wie Sie sich vorstellen können. Die Feuerwehr hat ein Loch in das Auto gefräst, sonst wäre man gar nicht an die Leute rangekommen. Der Notarzt konnte nur den Tod der Frau feststellen. Die Einsatzkräfte sind gerade dabei die Leiche aus dem Auto zu holen. Bei dem Wetter kein leichtes Unterfangen, wie Sie sich vorstellen können. Wir überlegen sogar, die Aktion abzubrechen. Es ist einfach zu gefährlich für die Jungs da draußen.“

„Was ist mit dem Mann?“, fragte Amaryllis.

„Schwer zu sagen. Er lebt, hat aber auf jeden Fall massive Verletzungen. Die Feuerwehr konnte ihn einigermaßen einfach aus dem Fahrzeug befreien, es wurde entschieden, ihn mit einem Rettungswagen ins Krankenhaus zu bringen. Ein Helikopter hätte vielleicht fliegen können, aber angesichts des Sturmes und der Schwere der Verletzungen schien es sicherer, den Landweg zu wählen. So ein Heli wird verdammt durchgeschüttelt bei Sturm, das kann für schwerverletzte Patienten das Ende sein.“

„Wir würden uns das Auto gerne kurz ansehen, mehr können wir nicht tun“, erklärte Falk dem Kollegen die nächsten Schritte. „Die Spurensicherung wird bei dem Wetter ebenfalls nicht viel ausrichten können. Die Frage ist, wie es vor Ort morgen früh aussieht und vor allem, ob es möglich ist, dass die

Spurensicherung arbeiten kann, bevor Baum und Auto von der Straße entfernt werden. Ansonsten sehe ich schwarz, dass in und an dem Wrack irgendeine brauchbare Spur gefunden wird."

„Da haben Sie sicher recht. Bei der Menge an Feuerwehreinsätzen, die heute Nacht schon laufen und sicher die nächsten Tage andauern werden, bis alle Schäden beseitigt sind, könnten Sie Glück haben", antwortete Daniel Hohenfurch. „Das ist keine Durchfahrtsstraße, sehr wenig Verkehr, wenn die Spurensicherung herkommt, sobald der Sturm abgeflaut hat, könnte sie genügend Zeit haben. Andererseits ist die Feuerwehr bereits vor Ort, wäre komisch, wenn die das Wrack stehen lassen, um dann morgen noch mal wiederzukommen. Das müssen Sie mit den Leuten draußen und deren Einsatzleitung klären."

Amaryllis und Falk verabschiedeten sich von dem Mann und gingen zu dem Wrack, an dem mehrere Feuerwehrmänner mit Schweißgeräten arbeiteten. Einer der Männer nickte den Kommissaren zu und rief: „Wir haben es bald geschafft und die Leiche der Frau liegt frei. Kein schöner Anblick, würde ich mir ersparen, wenn ich Sie wäre."

„Ganz meine Meinung, trotzdem müssen wir mindestens einen Blick ins Innere des Wagens werfen", schrie Falk seiner Kollegin ins Ohr.

Sie traten von der anderen Seite, so gut es ging, an das Fahrzeug heran, Falk stemmte dabei zwei Äste des Baumes zur Seite, damit sie überhaupt nah genug an das Auto herankamen.

„Die hatten jede Menge Gepäck dabei", stellte Amaryllis fest, merkte aber, dass ihr Kollege sie nicht gehört hatte.

Sie deutete mit der Hand in das Wageninnere, wo auf der Rückbank mehrere Reisetaschen standen. Falk nickte und zog die Augenbrauen hoch. „Sieht ganz nach einer überstürzten

Abreise aus, um nicht Flucht zu sagen“, rief er.

Wenige Minuten später saßen die beiden Kommissare wieder in ihrem eigenen Fahrzeug und Amaryllis wischte sich die nassen Haare aus dem Gesicht.

„Verfluchter Mist, wo wollten die hin?“, wunderte sie sich. „Wenn die Heisigs abhauen wollten, wäre das fast ein Schuldeingeständnis.“

„Ein Schuldeingeständnis mit jeder Menge offener Fragen“, stöhnte Falk. „Motiv und Tathergang bleiben rätselhaft, ebenso das mysteriöse Pärchen, das sich abwechselnd als Vater oder Mutter Heisig ausgegeben und auf dem Klinikgelände rumgelungert hat. So unsympathisch die Heisigs sind, warum sollten die beiden ausgerechnet jetzt fliehen? Wir haben nichts gegen sie in der Hand.“

„Wahrscheinlich hast du recht“, gab Amaryllis zu. „Aber wir waren vor ein paar Stunden bei den beiden und Heisig hat mit keinem Wort erwähnt, dass sie verreisen wollen. Das allein wäre merkwürdig genug. Aber würdest du in den Urlaub fahren, wenn deine Tochter wenige Tage zuvor ermordet worden wäre?“

„Natürlich nicht. Aber auch wenn ich zurzeit ein verdammt mieses Verhältnis zu meinen Kindern habe, dürfte es immer noch um Längen besser sein als das Verhältnis zwischen Ella und ihren Eltern. Vielleicht lässt die beiden der Tod ihres einzigen Kindes wirklich so eiskalt, wie sie tun.“

„Wir sollten schauen, ob wir es durchsetzen können, dass das Wrack heute Nacht bewacht wird“, überlegte Amaryllis. „Die Spurensicherung wird es schwer genug haben und ich vermute, selbst wenn wir es schaffen würden, sie wegen hoher Dringlichkeit jetzt herzuzitieren, würden sie bei dem Wetter nicht vernünftig arbeiten können.“

„Wer sollte heute Nacht herkommen und Spuren an dem Auto verwischen?“, fragte Falk ungläubig. „Armin Nasche? Der schläft wahrscheinlich schon wieder seinen persönlichen Schlaf der Gerechten oder knallt sich die Birne zu und bewirft Voodoo-Puppen mit den Gesichtern der Heisigs mit Dart-Pfeilen. Außerdem dürfte es ohne weitere Untersuchungen feststehen, dass es ein Unfall war. Es ist ausgeschlossen, dass jemand einen Sturm dieser Stärke planen, dazu die Abfahrt der Heisigs und den Umsturz eines massiven Straßenbaums so timen kann, dass der Baum genau im richtigen Moment auf das Auto fällt.“

„Stimmt. Trotzdem habe ich ein ungutes Gefühl, dass mehr hinter diesem Unfall steckt, als man annehmen könnte.“

31.

Amaryllis hob den Plastikstuhl von der Fahrbahn, ohne sich um den Verkehr kümmern zu müssen, da die Straße durch einen riesigen Ast versperrt war, der von einer Kastanie am Straßenrand abgebrochen war.

„Von welchem Balkon der Stuhl wohl geweht wurde", sagte sie zu Falk und schaute an den Fassaden der Altbauten hoch.

„Interessanter dürfte sein, ob sich der Besitzer die Mühe machen wird, das Ding wieder einzusammeln. So ein Sturm wird von manchen Leuten als Sperrmüllersatz genutzt", entgegnete Falk. „Komm, wir fahren an der anderen Seite aus der Straße raus, wird zwar ein ziemlicher Umweg, aber man kann es nicht ändern. Es wird Tage dauern, bis der Verkehr in Berlin wieder normal läuft", prophezeite er.

Es war kurz nach halb acht Uhr am nächsten Morgen und Amaryllis hatte ihren Kollegen zu Hause abgeholt, um mit ihm nochmals zum völlig zerstörten Auto der Heisigs zu fahren.

„Hast du schon gehört, wie es Heisig geht?", fragte Falk,

während sie einstiegen.

„Nein, aber ich warte auf einen Anruf aus dem Büro, die sollen das abfragen. Hoffentlich hat er überlebt. Was für ein grauenvoller Unfall.“

„Das kannst du laut sagen. Und ich habe wirklich volles Mitleid für die Familie, aber ich kann nicht leugnen, dass ich dennoch froh bin, dass die beiden sich nicht über alle Berge gemacht haben. Wenn die wirklich fliehen wollten, kann das nur heißen, dass sie etwas verbergen wollten, und das hätte uns mit mehr offenen Fragen als Antworten zurückgelassen.“

„Wenn Heisig die Nacht nicht überlebt hat, sind wir auch so schlau wie vorher“, konterte Amaryllis.

„Kommt drauf an, was die Spurensicherung in und an ihrem Auto findet. Ich rufe jetzt im Büro an und mache Druck, dass die rausfinden, wie es Heisig geht“, erklärte Falk und zog sein Handy aus der Tasche, während Amaryllis losfuhr.

„Das gibt es doch nicht!“, stöhnte der Kommissar, kaum hatte er sein Telefonat beendet. „Unser Fall ist soeben ein kleines bisschen undurchsichtiger geworden. Der Mann, der neben Sonja Heisig im Auto saß, war nicht ihr Ehemann Stefan Heisig.“

„Was?“ Amaryllis stoppte abrupt, da die Ampel vor ihr auf Orange umgesprungen war. „Und wer war der Mann dann?“

„Das wissen wir nicht. Er ist nicht identifiziert. Er hatte keinerlei Papiere bei sich, wahrscheinlich oder hoffentlich liegen die irgendwo im Wagen. Die gute Nachricht ist, dass er zwar schwerverletzt, aber nicht mehr in Lebensgefahr ist. Er muss heute operiert werden, morgen können wir mit etwas Glück mit ihm sprechen.“

Falk strich sich durch seine braunen Locken, wie er es oft tat, während er nachdachte. „Wir fahren schnell zu dem

Autowrack und danach direkt zu Heisig nach Hause. Vielleicht kann er ganz einfach aufklären, was es mit dieser Fahrt seiner Frau mit einem Unbekannten mitten im schlimmsten Sturm seit Jahrzehnten auf sich hatte“, entschied er und Amaryllis nickte, als Falks Telefon klingelte.

„Na super, die Kollegin mit der ich eben gesprochen habe, hatte vergessen mir zu sagen, dass Heisig sein Auto heute Morgen als gestohlen und seine Frau als vermisst gemeldet hat“, informierte er seine Partnerin. „Ist es nicht immer toll, wenn ein bereits komplett undurchsichtiger Fall eine weitere Komponente bekommt, die zu nichts passt? Merkwürdig, dass Heisig nicht in der Nacht über den Tod seiner Frau informiert worden ist. Das sollte doch eigentlich Vorrang gehabt haben.“

„Kommt darauf an, wann und wie festgestellt wurde, dass er gar nicht bei dem Unfall dabei war“, gab die Kommissarin zu bedenken.

Kurze Zeit später parkte Amaryllis ihr Auto neben dem zerstörten SUV, in dem in der vergangenen Nacht Sonja Heisig ums Leben gekommen war. Mehrere Feuerwehrleute waren damit beschäftigt, den massiven Baumstamm zu zersägen, der immer noch auf dem Fahrzeug lag.

„Haben Sie einen Bericht der Kollegen von gestern Abend, den wir kurz ansehen könnten?“, fragte Amaryllis einen der Männer, nachdem sie sich vorgestellt und ausgewiesen hatte.

„Sie sind mir lustig, junge Frau“, erwiderte der Mann und lachte müde. „Wir sind die Kollegen von gestern Abend. Was glauben Sie, wie lange es dauert, sämtliche Straßen wieder passierbar zu machen, wenn wir Dienst nach Vorschrift machen würden?“

„Wenn Sie gestern Abend vor Ort waren, wissen Sie sicher, wer von den beiden am Steuer gesessen hat. Der Mann oder die

Frau?", fragte die Kommissarin.

„Das war der Mann, hat ihm das Leben gerettet, der Baum ist auf der Beifahrerseite geknallt, hat die Frau mit voller Wucht getroffen." Der Mann deutete auf das Autowrack. „Ein Wunder, dass da überhaupt jemand lebend rausgekommen ist. Offenbar sind diese verdammten Riesenschleudern doch für etwas gut. Wir haben die alte Eiche gestern Nacht nicht mehr kleingekriegt, so ein Brocken ist das."

Amaryllis blickte sich kurz um, konnte jedoch nicht sehen, wonach sie suchte. „Waren schon Kollegen von der Spurensicherung hier?", fragte sie den Feuerwehrmann als Nächstes.

„Und wie die hier waren. Zwei Typen, Wichtigtuer, haben uns das Leben schwergemacht. Die haben das Umfeld des Wagens gegen unseren Rat durchsucht, dann sind sie wieder abgezogen, haben wohl eingesehen, dass sie hier nicht viel ausrichten können."

„Wenigstens etwas", murmelte Amaryllis, nachdem sie sich bei dem Mann bedankt und verabschiedet hatte.

„Scheint nicht so, als hätte das Auto hier lange allein gestanden und jemand hätte sich daran zu schaffen machen können", sagte sie zu Falk. „Spuren wird es dank des Sturms und des Regens trotzdem nicht allzu viele geben, aber zumindest sind die nicht bewusst zerstört worden."

„Bin gespannt, was die Kollegen finden. Der Wagen wird direkt zur Spurensicherung gebracht, wenn die Feuerwehr den Baum entfernt hat", erklärte Falk. „Ich habe gerade mit Tobias Rohl gesprochen."

Tobias Rohl war der Leiter der Berliner Spurensicherung und der Lebenspartner der Gerichtsmedizinerin Benita Hüther.

„Und Benita obduziert bereits die Leiche von Sonja Heisig",

fügte Amaryllis an. „Das Dreamteam ist mal wieder vereint. Theoretisch kann nichts mehr schief gehen, praktisch hatte ich selten ein schlechteres Gefühl als bei diesem Fall."

„Geht mir genauso", bestätigte Falk und ging zum Heck des verunglückten Fahrzeugs. Er deutete einem der Feuerwehrmänner an, dass er die Heckklappe öffnen wollte und dieser nickte.

„Versuchen Sie Ihr Glück. Das Auto ist Schrott, würde mich nicht wundern, wenn der Kofferraum so verklemmt ist, dass wir den auch auffräsen müssen. Das können Sie aber vergessen, dass wir das heute machen", schrie dieser, um die laufenden Metallfräsen zu übertönen.

Der Kommissar drückte die verbeulte Klappe mit deutlichem Kraftaufwand nach oben und sah kurz in den Kofferraum, bevor er die Klappe wieder fallen ließ und diese sich mit einem lauten Knall schloss. Sein entsetzter Blick ließ Amaryllis wissen, dass ihr Fall soeben noch etwas verworrener geworden war.

32.

Das Haus der Heisigs hatte den Orkan in der Nacht zuvor unbeschadet überstanden und lag in der Sonne, die sich zwischen den Wolken hervorgearbeitet hatte. Im Vorgarten deuteten nur ein paar kleinere abgebrochene Äste auf das Unwetter hin.

„Spießig und kaltherzig wie der Heisig ist, hat der wahrscheinlich schon aufgeräumt, statt um seine Frau zu trauern", muffelte Falk, als er den Knopf der Gegensprechanlage drückte.

Es dauerte eine ganze Weile, bevor jemand antwortete.

„Hauptkommissare Winter und von Heeren von der Mordkommission. Wir würden gerne mit Ihnen sprechen", beantwortete Falk die harsch gestellte Frage, wer geklingelt habe.

Der Summer ertönte und die beiden Kommissare gingen zur Haustür, die von Stefan Heisig geöffnet wurde. Wenn sie es nicht besser gewusst hätten, hätten sie dem Mann nicht angemerkt, dass innerhalb weniger Tage seine Tochter und seine Ehefrau verstorben waren. Stefan Heisig war wie beim letzten Mal elegant, aber unauffällig gekleidet und wirkte, als würde er in einer britischen Adelsserie mitspielen. Sein Gesichtsausdruck ließ nicht darauf schließen, in welchem Zustand er sich emotional befand.

„Kommen Sie rein. Ich weiß zwar nicht, was ich Ihnen zu dieser ganzen Geschichte sagen soll, aber ich verstehe, warum Sie mich befragen müssen", sagte er, drehte sich auf dem Absatz um und ging in das Wohnzimmer, das die beiden Kommissare bereits kannten.

„Wir möchten Ihnen zunächst unser Beileid zum Tod Ihrer Frau aussprechen", begann Amaryllis die Unterhaltung vorsichtig und Stefan Heisig nickte.

„Ich war vollkommen erschüttert, als ich heute Morgen erfahren habe, dass Sonja tot ist", erklärte der Mann, der allerdings wenig erschüttert wirkte. „Ich habe keine Ahnung, was sie gestern Nacht gemacht hat oder mit wem sie unterwegs war. Ich kann mir nur vorstellen, dass sie gezwungen wurde, mitzufahren."

Amaryllis und Falk warfen sich einen erstaunten Blick zu. „Wie meinen Sie das, dass Ihre Frau gezwungen wurde mitzufahren?", fragte Falk nach.

„Sie haben uns nach dem gewaltsamen Tod unserer Tochter doch genauestens unter die Lupe genommen, Ihnen müsste aufgefallen sein, dass meine Frau und ich 24 Stunden am Tag zusammen sind. Wir leben und arbeiten zusammen. Da gibt es nicht viel, was man nicht vom anderen weiß."

„Haben Sie Ihre Frau deswegen erst heute Morgen als vermisst gemeldet?", fragte Falk mit leichter Ironie in der Stimme, was ihm einen warnenden Blick von Amaryllis einbrachte, doch Stefan Heisig nickte, als habe er nichts bemerkt.

„Es ging mir gestern nicht besonders gut. Ich leide unter schwerer Migräne. Deshalb habe ich ein Schlafmittel genommen, meiner Frau eine gute Nacht gewünscht und mich gegen 17 Uhr ins Bett gelegt. Als ich heute Morgen gegen halb sechs wieder aufgewacht bin und Sonja nicht neben mir im Bett lag, habe ich sofort Panik bekommen. So etwas ist noch nie vorgekommen."

„Sie meinen, Ihre Frau ist noch nie nicht im Bett neben Ihnen gewesen, wenn Sie aufgewacht sind", hakte Falk erstaunt nach.

„Sonja ist Eule, ich bin eine Lerche", erklärte Stefan Heisig und lächelte dabei. „Sonja macht gerne die Nacht zum Tag, während ich mit den Hühnern schlafen gehe. Wir haben uns im Verlaufe unserer Ehe damit abgefunden, dass wir das nicht ändern können. Um Ihre Frage zu beantworten, ja, Sonja hat morgens immer im Bett neben mir geschlafen, wenn ich gegen 05:30 Uhr aufwache und meine Tagesroutine beginne."

„Als Sie Ihre Frau heute Morgen nicht im Bett neben sich vorgefunden haben, was haben Sie da gemacht?", stellte Amaryllis die nächste Frage.

„Aha. Ich werde verhört. Bitte, gerne", mokierte sich Stefan Heisig mit unüberhörbarem Sarkasmus in der Stimme. „Offenbar nehmen Sie an, dass ich meiner Frau etwas angetan und diesen Baum persönlich entwurzelt habe."

„Selbstverständlich nicht", entgegnete die Kommissarin kühl. „Wir rekonstruieren lediglich die Vorgänge der vergangenen Nacht."

„Ich bin aufgestanden und habe Sonja im Haus gesucht. Ich dachte, sie sei vielleicht krank und habe deswegen nicht schlafen können. Ich hatte da bereits ein schlechtes Gefühl, dass etwas nicht in Ordnung sein könnte. Als ich sie nicht gefunden habe, habe ich nach unserem Auto geschaut und gesehen, dass es nicht da war. In dem Moment war mir klar, dass Sonja etwas zugestoßen sein musste."

„Was haben Sie unternommen? Haben Sie sofort die Polizei angerufen, ist das nicht etwas übertrieben?", wunderte sich Falk.

„Ich habe versucht, Sonja über ihr Handy zu erreichen, es war ausgeschaltet. Wie bereits gesagt, meine Frau und ich haben eine sehr enge Bindung, wir machen alles gemeinsam. Und nein, deswegen kam es mir überhaupt nicht übertrieben vor, sofort die Polizei zu informieren", verteidigte sich Heisig, der wie immer mit einer merkwürdigen Betonung sprach, die Amaryllis irritierte.

„Es wurde die ganze Nacht über probiert, Sie telefonisch über den Unfall zu informieren. Gegen ein Uhr am Morgen haben zwei Beamte geklingelt, um Sie über den Tod Ihrer Frau zu unterrichten. Sie sind allerdings weder ans Telefon gegangen, noch haben Sie die Tür geöffnet", gab Falk wieder, was er aus den Protokollen wusste, die er auf dem Weg zum Haus der Heisigs überflogen hatte.

„Ich habe Ihnen bereits gesagt, dass ich eine Schlaftablette genommen hatte, weil ich am gestrigen Nachmittag unter Migräne litt. Ich muss so fest geschlafen haben, dass ich weder Handy noch das Klingeln an der Haustür gehört habe. Das Handy ist sowieso meistens auf lautlos gestellt", verteidigte sich Heisig.

„Ihre Frau war in Begleitung eines Mannes, als der Wagen verunglückt ist. Haben Sie eine Vorstellung, wer der Mann sein könnte?"

„Nein. Wir haben nur wenige Freunde und wenn Sonja mit

jemandem einen Ausflug geplant hätte, wüsste ich das."

„Auf dem Rücksitz Ihres Autos lagen mehrere Reisetaschen."

Amaryllis betrachtete das Gesicht des Arztes nach Falks Bemerkung, doch es spiegelte sich keinerlei Emotion darin.

„Ich kann mir nicht vorstellen, was es damit auf sich haben könnte." Stefan Heisig wirkte weiterhin gelassen und kühl. Deutlich zu kühl dafür, dass seine Frau in Begleitung eines fremden Mannes vor wenigen Stunden tödlich verunglückt war.

„Transportieren Sie oft Dinge im Kofferraum Ihres Wagens?", fragte Falk.

Heisig sah zum ersten Mal überrascht aus. „Was meinen Sie damit? Natürlich lege ich Einkäufe oder Ähnliches in den Kofferraum meines Wagens. Ist der nicht genau dafür gemacht?" Heisig hatte sich erstaunlich schnell wieder gefangen und musterte die Kommissare fast spöttisch.

Falk zog ein Foto aus seiner Tasche und zeigte es dem Mann.

„Doch, doch, Einkäufe, genau dafür ist er gedacht. Ob der Kofferraum eines Privatwagens allerdings für den Transport von chirurgischen Instrumenten vorgesehen ist, lassen wir mal dahingestellt. An den Transport von blutverschmierten chirurgischen Messern dürfte der Hersteller Ihres Wagens allerdings auf keinen Fall bei der Konzeption des Kofferraumes gedacht haben."

33.

Die Sonne schien, allerdings wehte weiterhin ein starker kühler Wind, als die Kommissare aus dem Haus der Familie Heisig traten. Sie schwiegen, während sie zum Wagen gingen, beide dachten über die merkwürdige Aussage des Mannes nach.

„Ich habe selten einen Zeugen befragt, der dermaßen emotionslos war", sagte Falk schließlich. „Das ist doch fast krank, dass er Tochter und Ehefrau innerhalb weniger Tage auf grausame Weise verliert, weder fragt, wie genau es geschehen ist, noch irgendeine Regung zeigt."

„Sonderlich überrascht wirkte er nicht, im Gegenteil, es war fast, als habe er geahnt, dass seine Frau sterben würde. Aber wenn er etwas über den Tod seiner Tochter oder seiner Ehefrau weiß, warum sagt er es nicht?", wunderte sich Amaryllis.

„Ich würde jetzt gerne antworten, weil er beide auf dem Gewissen hat, aber damit bleiben die Frage nach dem mysteriösen Pärchen und die Tatsache, dass der Tod seiner Frau definitiv ein Unfall war."

„Ist dir aufgefallen, dass er uns genau wie Armin Nasche den Wind sofort aus den Segeln genommen hat? Ohne dass wir großartig nachfragen mussten, hat er uns eine Erklärung gegeben, warum er gestern Nacht die Tür nicht geöffnet oder das Verschwinden seiner Frau erst am Morgen bemerkt hat."

„Eine plausible Erklärung noch dazu. Mit der Aussage, er sei komplett von einer Schlaftablette ausgeknockt gewesen, hat er sich selber ein Alibi verschafft. Zwar kein wasserdichtes, aber es wird schwer, ihm das Gegenteil zu beweisen", kommentiert Falk ihre Überlegung.

„Komisch, oder? Er liefert uns ein Alibi, dabei braucht er eigentlich gar keins." Amaryllis startete den Wagen und fuhr los. „Seine Frau ist erwachsen und wenn sie mit einem Liebhaber durchbrennen wollte, wäre das ihre Entscheidung gewesen. Den Baum entwurzelt haben kann Heisig tatsächlich nicht, also ist er kaum für den Unfall verantwortlich. Warum sichert er sich also ab?"

„Ich habe zwar wenig Hoffnung, aber warten wir mal ab, ob die Spurensicherung Fingerabdrücke an den OP-Messern findet, die im Kofferraum lagen", entgegnete Falk.

„Und von wem das Blut an den Messern stammt", führte Amaryllis den Gedanken fort. „Das dürfte wohl der ungewöhnlichste Unfall sein, den wir jemals untersucht haben oder untersuchen werden. Eine Frau und ein Mann fahren mit unbekanntem Ziel während eines Sturms durch die Nacht, auf dem Rücksitz Taschen, die auf eine Reise hindeuten, den Kofferraum voll mit blutigen Messern. Ein Baum fällt auf ihr Auto und tötet die Frau, deren Mann zu Hause dank einer Schlaftablette wie ein Baby schläft und behauptet, nie von seiner Frau länger als einen Klogang lang getrennt gewesen zu sein."

„Ich will den Teufel ja nicht an die Wand malen“, grinste Falk. „Aber die Geschichte würde noch skurriler, wenn sich in den beiden Koffern Leichenteile befänden.“

„Und es stellt sich heraus, dass der unbekannte Mann auf dem Fahrersitz Armin Nasche ist, der seit Jahren ein Verhältnis mit Sonja Heisig hat, wobei wir den gerade vernommen haben, als der Unfall passiert ist. Zumindest diese Variante bleibt uns also erspart“, ulkte Amaryllis, bevor sie ernst wurde. „Wir sind zu lange dabei, solche abgebrühten schlechten Witze sind extrem unpassend.“

„Ach menno“, maulte Falk. „Lass uns doch den kleinen Spaß, wir haben sonst nix zu lachen. Ich hätte eine Menge Ideen, wer wen wann und wo und warum um die Ecke gebracht haben könnte.“

„Lass uns lieber hoffen, dass unsere vermeintlichen Witze sich nicht als Wahrheit herausstellen.“

34.

Der Boden rund um die weiß getünchte Lagerhalle war vom Regen der vergangenen Tage aufgeweicht und von dicken Pfützen übersät, in denen sich das Licht der Abendsonne spiegelte. Ein leichter Wind rauschte durch die wenigen Blätter, die den Orkan an den Bäumen überstanden hatten, und verlieh der Szenerie eine fast romantische Stimmung.

Amaryllis Winter und Falk von Heeren bahnten sich vorsichtig einen Weg über den schlammigen Boden und hatten wenig Sinn für die Umgebung.

„Tobias kriegt von mir einen hinter die Löffel, er hätte uns ruhig sagen können, dass wir besser in Anglerhosen herkommen, wenn wir uns nicht die gesamten Klamotten ruinieren wollen“, schimpfte Falk.

„Ich sage es ungern, aber was genau willst du an deinen Schuhen und der Hose noch ruinieren?“, neckte Amaryllis ihn. „Vom Parka will ich gar nicht anfangen.“

„Das sind Trendsportschuhe, die zu Beginn des Sommers mal weiß waren“, erwiderte Falk gespielt gekränkt. „Für meine Verhältnisse sind die nagelneu!“

„Sogar für deine Verhältnisse waren die schon vor dem Schlammbad hier komplett verdreckt“ lachte Amaryllis. „Du stellst dich sonst nicht so an, oder hast du schon wieder ein Date heute Abend?“

Die Tatsache, dass ihr Kollege nicht antwortete, war für Amaryllis Antwort genug. „Oha, wieder unschuldige Beute ins Netz gegangen“, sagte sie.

Tobias Rohl, der Leiter der Abteilung für Spurensicherung, war derweil vor die Halle getreten und winkte den beiden Kommissaren zu.

„Kaum zu glauben, dass hier gestern ein Orkan gewütet hat, dass man Angst um sein Leben haben musste“, begrüßte er sie.

„Wenn du uns nicht aus einem sehr guten Grund hierher bestellt hast, hast du besser jetzt Angst um dein Leben“, maulte Falk, der fast auf dem schlammigen Boden ausgerutscht wäre.

„Keine Sorge, ich habe eine Menge für euch herausgefunden. Ihr könnt von Glück sprechen, dass sich heute so viele der Kollegen krankgemeldet haben, dass ich mich selber um euren Wagen gekümmert habe.“

„Na super“, muffelte Falk weiter. „Weil die Spezialisten alle blau machen, um die abgedeckten Dächer ihrer Schrebergärten zu reparieren, haben wir den König der Sesselpupser bekommen, der schon so lange nur noch Akten wälzt, dass er ein Einhorn nicht mehr von einer Knarre unterscheiden kann.“

„Was ist dem denn über die Leber gelaufen?“, wandte sich Tobias an Amaryllis. „Außerdem, ich mag Einhörner, der tat mir jetzt wirklich weh, der Spruch.“

„Er hat Lampenfieber, Date heute Abend und seine Schuhe

sind dreckig, tu einfach, als sei er nicht da“, antwortete die Kommissarin. „Aber jetzt mal ernsthaft, was habt ihr gefunden? Es ist selten, dass wir direkt zur Spurensicherung bestellt werden, für gewöhnlich schickt ihr uns nur den Bericht rüber und ignoriert im Anschluss unsere Nachfragen.“

„Zu Recht!“, erklärte Rohl und öffnete die Tür der Lagerhalle. „Wer lesen kann, findet in unseren exquisit formulierten Berichten alles, was er braucht und hat keine Nachfragen. Aber jetzt genug mit dem Geplänkel. Zwingend notwendig war euer Kommen vielleicht nicht, aber wenn ich schon mal vom Schreibtisch wegdarf, dann auch richtig.“

Er führte die beiden Kollegen zu dem Wrack des Autos der Familie Heisig. Amaryllis lief es beim Anblick des Wagens unwillkürlich kalt den Rücken herunter. Das Dach des massiven SUVs war vollkommen eingedrückt. Die Wucht, mit der der Baum darauf geschlagen sein musste, wurde erst jetzt vollkommen sichtbar. Fahrer- und Beifahrertür lagen ausgebaut auf der Erde, weil es den Mitarbeitern der Spurensicherung nur so möglich gewesen war, überhaupt in das Auto zu gelangen. Die Türen erinnerten die Kommissarin an zusammengefaltete Harmonikas. Es war kaum vorstellbar, dass ein Mensch den Unfall überlebt haben konnte.

„Womit fange ich an?“, überlegte Tobias Rohl laut. „Man erlebt in unserem Job eine Menge Überraschungen, aber das hier ist schon etwas Besonderes. Ich nehme an, es interessiert euch, was in den Reisetaschen auf dem Rücksitz war. Die Vermutung ist falsch, dass sich darin, wie es sich gehört, Kleidung befand. Es waren Unterlagen drin. Alte Unterlagen, Zeitungsberichte, Arztbefunde. Auf den ersten Blick zusammenhangloses Zeug. Da werden ein paar Kollegen eine Menge Arbeitsstunden brauchen, um die Papiere durchzusehen und einen Sinn reinzubringen."

Der Leiter der Spurensicherung hielt einen Moment inne, als müsse er überlegen, was er als Nächstes sagen sollte. Tobias Rohl war ein großer schlanker Mann mit kurzgeschorenen graumelierten Haaren. Er wurde von den Kollegen für seine bedächtige Art und seine gründliche Arbeit geschätzt. Seit er der Lebenspartner der Gerichtsmedizinerin Benita Hüther war, hatten Amaryllis und Falk ihn näher kennengelernt und beide zählten ihn zu ihren Freunden.

„Mir ist eine Sache bei einem ersten schnellen Blick auf die Papiere aufgefallen", erklärte er schließlich. „Es waren einige, wie eben schon gesagt, alte Unterlagen dabei, die etwas mit der NS-Zeit zu tun haben könnten. Oder ziemlich sicher zu tun haben."

Amaryllis und Falk warfen sich einen Blick zu. „Armin Nasche hat angedeutet, dass Stefan Heisig, der Besitzer des Autos und Ehemann der toten Sonja Heisig, ein Sympathisant der Nazi-Szene sei, offenbar gab es auch eine Verbindung der beiden Familien in der NS-Zeit", klärte Amaryllis den Kollegen der Spurensicherung auf. „Könnte eine interessante Spur werden."

„Hört sich so an", antwortete dieser. „Es geht aber weiter. Die chirurgischen Instrumente beziehungsweise Messer, die im Kofferraum gefunden worden sind, sind ebenfalls alt. Genaues kann ich noch nicht sagen, aber es würde mich nicht wundern, wenn sie ebenfalls aus der Zeit um den Zweiten Weltkrieg herum stammen würden. Die Messer werden morgen im Labor genauer untersucht."

„Wie bitte?", fragte Falk nach. „Du erklärst uns, dass in dem Auto alte NS-Unterlagen und Folterwerkzeuge lagen?"

„Folterwerkzeuge habe ich nicht gesagt, ich habe lediglich

die Vermutung ausgesprochen, dass ein Teil der Fundstücke aus der Zeit der Nazi-Herrschaft in Deutschland stammen könnten, mehr nicht."

Amaryllis betrachtete das Auto und ging einmal um das Wrack herum, als könne sie so Sinn in den Fund der Spurensicherung bringen. „Hört sich fast an, als hätten die beiden Beweise verschwinden lassen wollen. Aber warum und wofür? Mord verjährt zwar nicht, aber wenn es um einen Mord während des NS-Regimes ginge, wäre der Täter lange tot und könnte nicht mehr belangt werden. Und was könnte das alles mit dem Tod von Ella Heisig zu tun haben? Hat es überhaupt etwas damit zu tun?"

„Das müsst ihr herausfinden. Vielleicht löst sich das Rätsel bei Durchsicht der Unterlagen, die sich in den Koffern befanden. Vielleicht sind die Messer und Skalpelle im Kofferraum auch nicht so alt, wie ich vermute." Tobias Rohl holte einen Ordner aus einer Tasche, die neben dem Auto stand. „Was ich euch bislang berichtet habe, ist sowieso nur unbedeutendes Beiwerk, zumindest was die Arbeit der Spurensicherung angeht."

„Wie bitte? In dem Auto liegen alte Nazi-Unterlagen und blutige Messer, die auch aus der Zeit stammen könnten, und du willst uns erklären, dass das nur Pillepalle ist?" Falk tat, als könne er seinen Ohren nicht trauen, was er gerade gehört hatte.

Tobias Rohl grinste: „Habe ich von Benita gelernt. Den wirklich spektakulären Fund unserer Untersuchungen habe ich mir für den Schluss aufgespart."

35.

Das Licht der Abendsonne fiel durch die hohen Fenster der Lagerhalle und einige der abgestellten Fahrzeuge und Geräte warfen lange Schatten auf den Boden. Neben dem zerstörten SUV der Familie Heisig stand ein alter Golf mit ebenfalls abmontierten Türen, der fast lächerlich klein wirkte.

„Das Auto der Heisigs war das neueste Modell, voll ausgestattet mit allen Schikanen, die man sich vorstellen kann“, berichtete Tobias Rohl.

„Bestätigt das Klischee, dass Ärzte sich mit Privatpatienten eine goldene Nase verdienen“, brummte Falk. „Zu den Zeiten, als Armin Nasche ihm die Karren zerbeult hat, ist er noch Mittelklassewagen gefahren. Vielleicht hat Heisig das berühmte, im zweiten Weltkrieg verschwundene, Bernstein-Zimmer gefunden und verkauft heimlich Halsketten für zahnende Säuglinge, womit wir unseren Bezug zur Nazi-Zeit geklärt hätten.“

„Mir war nicht klar, dass du in deiner Freizeit nach dem ebenso legendären wie verschollenen Prunkzimmer suchst, wurde das nicht zuletzt in Russland gesehen, Kalingrad oder so?“, konterte Tobias Rohl. „Ich wollte allerdings mit meiner Bemerkung über den Luxus-Schlitten vor uns auf etwas anderes hinaus.“

„Und das wäre?“, fragte Amaryllis nach, die von einem Bein auf das andere trat, denn trotz des Sonneneinfalls war es unangenehm kühl in der Halle, und sie wollte endlich wissen, was die Spurensicherung noch gefunden hatte.

„Das Auto hat eine ausgefeilte Bordtechnik, alles wird elektronisch gesteuert. Der Traum vom komplett selbstständig fahrenden Auto wird hier fast erfüllt. So viel Technik macht so einen Wagen aber natürlich sehr anfällig.“

„Soll das heißen, der Wagen ist stehengeblieben, weil die Technik an Bord verrückt gespielt hat?“, hakte Falk nach. „Würde Sonja Heisig noch leben, wenn das nicht passiert wäre, weil sie längst die Stelle passiert hätten, an der der Baum auf ihr Auto gefallen ist?“

„Nicht ganz.“ Der Leiter der Spurensicherung lächelte geheimnisvoll. „Ich will euch nicht länger auf die Folter spannen. Die Elektronik des Autos wurde ganz eindeutig manipuliert.“

„Und das bedeutet?“ Amaryllis sah ihren Freund und Kollegen erstaunt an.

„Das bedeutet, dass sich jemand Zugriff zum Bordcomputer des Wagens verschafft und gleich mehrere Funktionsstörungen eingebaut hat. Wie genau die Person das gemacht hat, können wir euch noch nicht sagen, dafür müssen wir erst mal recherchieren und einen Experten hinzuziehen. Soweit ich es bislang beurteilen kann, handelt es sich mit hoher

Wahrscheinlichkeit um einen Hackerangriff von außen."

„Wie ein Hacker im Internet, der sich Zugang zu den Daten großer Firmen verschafft? Wie soll das funktionieren", fragte Falk verblüfft.

„Wie gesagt, wie genau sich jemand Zugriff verschafft hat, wissen wir nicht. Das kann eine generelle Schwachstelle sein, die der Hersteller des Wagens nicht kennt oder kennt und nicht behoben hat, vielleicht etwas anderes. Diebstähle, bei denen Hacker das Funksignal der elektronischen Fahrzeugschlüssel abfangen, den Wagen so öffnen und innerhalb von Minuten wegfahren, sind mittlerweile an der Tagesordnung. Ich habe im Internet einiges zu dem Thema gefunden, so toll die ganze Elektronik in den modernen Autos ist, sie bringt Gefahren mit sich."

„Die Zeiten, wo man Zucker in den Tank geschüttet hat, wenn jemand nicht mehr weit mit seinem Auto kommen sollte, sind offenbar Geschichte", seufzte Falk.

„Allerdings, auch das einfache Manipulieren der Bremsen kannst du vergessen", gab Tobias ihm recht. „In 2015 haben sich zwei amerikanische Hacker während der Fahrt über eine Schwachstelle im Infotainment-System in die Bordelektronik eines Jeeps eingeklickt. Sie waren in der Lage, über das Internet Bremsen, Türverriegelung, Klimaanlage und den Scheibenwischer zu bedienen. Der Fahrer war ein Journalist und wusste Bescheid, deswegen kam es zu keinem Unfall."

„Was genau bei dem Wagen der Heisigs manipuliert wurde, weißt du aber nicht", fragte Amaryllis.

„Wir haben bei der Überprüfung der Elektronik eine ganze Reihe von Fehlermeldungen erhalten, eine davon bezog sich auf die Bremsen, das Anti-Blockier-System war ausgeschaltet und sämtliche Reifen haben eine Fehlermeldung gezeigt. Die

Airbags waren ebenfalls deaktiviert."

„Müsste der Mann das nicht gesehen haben, bevor er losgefahren ist?", wunderte sich Amaryllis.

„Vielleicht wurden die Störungen erst während der Fahrt aktiviert und er hat deshalb angehalten. Das wäre eine Möglichkeit. Vielleicht war der Mann so in Eile, dass er trotz der Fehlermeldungen losgefahren ist. Eventuell können wir das im Verlaufe unserer Arbeit klären, versprechen kann ich es nicht. Wir haben bislang zu wenig Erfahrung auf diesem sehr komplexen Gebiet, es wird dauern, bis sich jemand eingearbeitet hat."

„Okay. Immerhin wissen wir, dass irgendetwas mit dem Auto nicht in Ordnung war, was darauf hindeuten könnte, dass jemand den Heisigs etwas antun wollte. Ob diese Person speziell Sonja Heisig oder ihren Mann oder beide im Visier hatte, werden wir wahrscheinlich nur erfahren, wenn wir den Täter gefunden haben. Oder wenn wir zumindest herausbekommen, warum Sonja Heisig in Begleitung eines Mannes an einem Abend, an dem ein schwerer Orkan über Berlin getobt hat, überhaupt in dem Auto gesessen hat", überlegte Amaryllis. „Kommt euch das nicht komisch vor, jeder der nicht rausmusste, ist an dem Abend zuhause geblieben."

„Am Ende des Tages bleibt es aber dabei, dass es ein Freak-Unfall war", mischte Falk sich ein. „Egal, wann oder wie das Auto manipuliert wurde und warum die beiden zu dem Zeitpunkt unterwegs waren und dort angehalten haben, wo sie angehalten haben, der Baum ist zufällig auf das Auto gestürzt. Oder gibt es neuerdings eine Software, mit der man Bäume hacken kann", unkte Falk. „Wobei, hacken kann man Bäume ja theoretisch schon."

„Aua, das war einer deiner schlechtesten Witze", stöhnte

Tobias Rohl und sah Amaryllis mitleidig an. „Wie hältst du das nur aus?“

36.

Dr. Sven Justus saß an seinem Schreibtisch, eine Tasse Kaffee neben sich. Er war so vertieft in das Studium einer Akte, dass er nicht bemerkte, dass jemand den Raum betreten hatte.

Falk grinste und donnerte: „Buh!“

Sven Justus zuckte zusammen und schüttelte den Kopf, als er Falk sah. „Der wird nie erwachsen, oder?“, wandte er sich an Amaryllis, die hinter dem Kommissar stand.

„Niemals“, stimmte sie ihm zu und setzte sich auf einen der Stühle.

„Kaffee?“, fragte der Polizeipsychologe, wartete die Antwort allerdings nicht ab, sondern stand auf und ging zu der teuren Kapselmaschine, um die vom gesamten Büro beneidet wurde.

Der Kommissarin fiel auf, dass ihr Kollege noch schlanker geworden war, was offenbar auch Falk nicht entgangen war.

„Justus, alter Freund, Sandralein macht dich ganz schön

fertig, was? Anstrengende Nächte? Oder musst du joggen, damit du schneller abnimmst? Du verlierst die Kilos im Stundentakt."

„Ich habe mich von Sandra getrennt", antwortete Sven und widmete sich der Kaffeemaschine.

„Wunschgewicht erreicht?", flachste Falk, doch ein Blick von Amaryllis brachte ihn zum Schweigen.

„Ich hätte nicht gedacht, dass ich mich in meinem Alter noch mal verliebe, ich hatte das Thema komplett abgeschrieben", sagte Sven und schüttelte den Kopf. „Klar, Sandra war einfach nicht die Richtige, aber wer sagt, ob ich die überhaupt treffe? Ich habe das Alleinsein so unglaublich satt."

Er stellte zwei Tassen mit Kaffee vor seine Kollegen. „Kekse gibt es nicht mehr. Immerhin habe ich fast 20 Kilo abgenommen, wenn ich schon für immer allein bleiben muss, dann will ich dabei wenigstens gesund sein."

Der Psychologe deutete auf die Akte auf seinem Tisch. „Apropos allein sein. Die Akte von Elisabeth Heisig ist mit das Traurigste, was ich je über ein junges Mädchen gelesen habe. Sie hatte sich komplett von ihrer Umwelt zurückgezogen, hatte kaum Kontakt zu den anderen Jugendlichen auf der Station, hat ihn regelrecht vermieden."

„Hast du irgendwo einen Hinweis gefunden, warum sie sich so verhalten hat?", wollte Amaryllis wissen. „Nach allem, was wir bislang erfahren haben, scheint das Mädchen für ihre Ärzte ein Rätsel gewesen zu sein, galt als schwer therapierbar."

„Das Wort Rätsel trifft es ganz gut. Die Gesprächsprotokolle der Therapiestunden lesen sich wie immer wiederholende Monologe. Die Psychiaterin hat alles versucht, das Mädchen aus der Reserve zu locken, aber ohne Erfolg. Man kann aus Ellas Antworten erkennen, dass sie Angst vor etwas hatte, sie war schwer verstört, so viel ist klar, aber die Ursache ihres Traumas ist offen."

„Was machen Psychologen oder Psychiater mit solchen Patienten?", erkundigte sich Falk.

„Abwarten, hoffen, den Patienten irgendwann unverrichteter Dinge entlassen und schlaflose Nächte haben, weil da draußen ein junger, verzweifelter Mensch ist, dem man nicht helfen konnte." Sven zuckte mit den Schultern. „Du kannst die Leute nicht zwingen, dir ihr Innerstes zu offenbaren. Es gibt Therapeuten, die ihre Patienten unter Hypnose befragen oder es mit asiatischer Heilkunst probieren. Meiner Meinung nach alles Humbug, aber du wirst genügend Menschen finden, die der Überzeugung sind, dass ihnen so geholfen wurde."

„Aber ist es nicht komisch, dass Ella mehr oder weniger auf eigenen Wunsch in der Klinik war, aber nicht an ihrer Genesung mitgearbeitet hat?", überlegte Amaryllis.

„Natürlich ist das komisch. Ich habe mit ihrer Ärztin, Dr. Smilla Freud, mehrfach gesprochen, ihr habt sie bereits kennengelernt. Sie hat bestätigt, dass sie selten einen Fall hatte, bei dem der Patient sich so wenig geöffnet hat. Ihre Vermutung, dass Ella vor etwas Realem Angst hatte, hat sie euch mitgeteilt. Ihr braucht nicht nachfragen, sie hat nach wie vor keine Idee, was das genau sein könnte, sie geht allerdings davon aus, dass Ella ein reales Erlebnis, eine Begegnung hatte, die das Mädchen so verängstigt hat."

„Könnte der sexuelle Übergriff von Armin Nasche nicht der Grund sein?", wollte Falk wissen.

„Ella wollte nicht wirklich darüber sprechen, sie hat angegeben, sie habe Nasche verziehen. Dr. Freud hat ihr geglaubt, das Mädchen wirkte ruhig und gelassen, als sie sie nach Nasche gefragt hat. Nach allem, was ich über den Vorfall gelesen habe, hat er Ella kaum belastet."

„Gibt es nicht Menschen, die einfach Angstzustände haben? Reale Angst vor etwas, das es nicht wirklich gibt?" Amaryllis schaute den Psychologen erwartungsvoll an.

„Selbstverständlich gibt es das. Aber Ellas Verhalten hat nicht zu so einem Angst-Patienten gepasst. Dr. Freud hat die komplette Zurückgezogenheit des Mädchens zunächst für eine Form der sozialen Phobie gehalten. Dabei haben die Menschen Angst vor der Interaktion mit anderen, weil sie sich sorgen, dass sie ausgelacht werden, sich blamieren, etwas Falsches sagen oder tun. Diese Menschen ziehen sich oft vollkommen zurück. Bei Ella lag der Fall anders, die Diagnose soziale Phobie hat nicht zu ihr gepasst. Obwohl das Mädchen zwei Monate auf der Station war, war ihr Fortschritt gleich null."

„Hat Dr. Freud etwas über die Beziehung zu den Eltern herausgefunden?"

„Nicht wirklich. Ella hat nicht gerne über ihre Eltern gesprochen, sie hat das Thema fast immer ziemlich schnell abgebrochen, wenn Dr. Freud darauf gekommen ist."

„Sie hatte doch Angst vor ihnen, insbesondere vor dem Vater, wollte ihre Eltern nicht sehen", erinnerte die Kommissarin sich an das, was sie in den Akten gelesen hatte. „Wie hat Ella begründet, dass sie ihre Eltern nicht sehen will? Sie muss einen Grund angegeben haben."

„Muss sie nicht, vergiss nicht, wir sprechen hier von einer Station für Jugendliche, die mit ihrem Leben nicht klarkommen, Essstörungen entwickeln, Angstzustände haben, sich ritzen, wie Ella es getan hat oder die eben genannten sozialen Phobien bekommen. Die Seele heilt sehr langsam. Jungen Menschen, die stationär wegen einer psychischen Erkrankung behandelt werden müssen, geht es sehr schlecht. Jeder minimale

Fortschritt ist bei so einem Patienten ein riesiger Schritt nach vorne. Da kann man nicht nach Schema F vorgehen und erwarten, dass man nach zwei oder drei Wochen Resultate sieht. Wenn Ella ihre Eltern nicht sehen wollte, wird das erst mal so hingenommen. Erst wenn die Therapie Fortschritte macht, wird nach den Gründen geforscht."

„Aber Ellas Therapie hat keine Fortschritte gemacht", seufzte Amaryllis.

„Nein, hat sie nicht. Trotz des schon recht langen Aufenthalts ist Ella komplett verschlossen geblieben", bestätigte Sven Justus.

„Was ist mit den anderen Jugendlichen auf der Station. Kann man die befragen? Vielleicht hat Ella sich doch jemandem anvertraut, sie hatte eine Zimmernachbarin, oder? Wenn man über Wochen ein Zimmer teilt, bekommt man Dinge mit, ob man will oder nicht?", überlegte Falk, dem seine Frustration anzumerken war.

„Dr. Freud hält es für keine gute Idee, wenn die Jugendlichen von der Polizei befragt werden, da würden sicher auch eine Reihe der Eltern nicht mitmachen. Sie hat mit einem Teil der Kinder bereits gesprochen, die haben nichts Besonderes bemerkt, was einen kaum wundert, da Ella quasi keinen Kontakt zu ihnen hatte."

„Ich würde zwar am liebsten hinfahren und mit jedem der Kinder ausführlich sprechen, sehe aber ein, dass es in diesem Fall nicht so läuft, wie ich es gerne hätte", stimmte Falk zu. „Was ist mit Nasche? Hat Ella wenigstens etwas über die Wochenenden erzählt, die sie mit einem Mann verbracht hat, der sich ihr eigentlich wegen sexueller Belästigung nicht nähern durfte?"

„Vergiss nicht, dass Nasche sich als der Onkel ausgegeben

hat. Die Ärztin hatte keinen Grund, daran zu zweifeln. Sie hat sogar mit ihm die sogenannten Elterngespräche in unregelmäßigen Abständen geführt."

„Wie bitte?", fragte Amaryllis erstaunt nach. „Der Mann hat sich frech und dreist über den Zustand und die Fortschritte von Ella informieren lassen? Warum wurden die Eltern nicht einbezogen?"

„Tja, das ist in der Tat sehr merkwürdig. Die Heisigs haben keinerlei Interesse an diesen Gesprächen gezeigt, sich nicht einmal erkundigt, ob es ihrer Tochter besser gehe. Ella selber hat zugestimmt, dass Frau Freud mit ihrem vermeintlichen Onkel stattdessen spricht."

Sven Justus sah nachdenklich auf die Papiere auf dem Tisch. „Die Ärztin hat Ella darauf angesprochen, ob sie wolle, dass ihre Eltern informiert werden, das hat das Mädchen abgelehnt. Selbst wenn die Heisigs nachgefragt hätten, hätten sie nur sehr begrenzt Auskunft erhalten. Aber wie gesagt, sie haben nicht ein einziges Mal gefragt, was mit ihrer Tochter ist."

„Das gibt es doch nicht. Hört sich für mich fast wie eine Verschwörung an, in die alle drei Seiten verstrickt sind", rief Falk. „Die Eltern fragen nicht nach, Ella will sie nicht sehen, dafür kriegt ein falscher Onkel sämtliche Infos und alle sind zufrieden? Das stinkt doch zum Himmel!"

„Mir gibt mehr zu denken, dass Ella sich auch über die Wochenenden, die sie mit ihrem *Onkel* verbracht hat, kaum geäußert hat. Sie hat bei Nachfragen ihrer Ärztin höchstens gesagt, es sei schön gewesen, alles gut, keine besonderen Vorkommnisse."

„Wir haben also weiterhin nicht die leiseste Ahnung, was Nasche und Ella an den Wochenenden unternommen haben. Das stinkt nicht nur bis zum Himmel, sondern bis zum Himmel und zurück. Wir müssen Nasche noch mal genau überprüfen lassen und mit ihm reden, er ist über diesen grotesken Unfall viel zu sehr in den Hintergrund getreten", beschloss Falk und Amaryllis nickte.

„Es gibt eine weitere Sache, die ich mir nicht wirklich erklären kann." Sven Justus deutete auf einen schmalen Umschlag, der neben den anderen Papieren lag. „Das ist die Überweisung des Kinderpsychiaters, in der eine stationäre Aufnahme von Ella verordnet wird. Mit der ist theoretisch nichts falsch. Das Mädchen wurde zuvor eine Zeit lang in der Praxis wegen ADS behandelt, mehr Unterlagen gibt es nicht. Der Arzt, der die Überweisung für den stationären Aufenthalt geschrieben hat, ist weiterhin im Urlaub. Seine Sprechstundenhilfe meinte, Kopien der Unterlagen müssten im Krankenhaus sein, sie finde nicht mehr als das, was wir schon hätten."

„Das deckt sich mit der Aussage von Sonja Heisig, als wir sie gefragt haben, warum Ella stationär behandelt worden ist." Amaryllis sah ihren Kollegen fragend an. „Wo ist der Haken?"

„Die Auslastung der psychiatrischen Kliniken in Berlin liegt für gewöhnlich bei 100 Prozent, es gibt Wartelisten für die stationären Plätze. Im Bereich der Kinder- und Jugendpsychiatrie ist die Lage besonders angespannt. Das ist das eine. Das andere ist, dass so ein Aufenthalt in der Kinder- und Jugendpsychiatrie nicht einfach so verordnet wird. Das Kind fehlt zum Teil monatelang in der Schule, kann je nach Befund seine Freunde nicht sehen, wird aus dem gewöhnten sozialen Umfeld herausgerissen. Für Kinder, die missbraucht oder geschlagen wurden, eine Erlösung, aber eben nicht für alle der jungen Patienten. Worauf ich hinauswill, ist Folgendes: Ein stationärer Aufenthalt ist oft der letzte Ausweg, nachdem alles andere probiert wurde, jahrelange Therapien nichts gebracht haben. Trotzdem bekommen nicht mal alle diese Kinder und Jugendlichen einen stationären Platz – Überweisung von einem Kinderpsychiater hin oder her."

Amaryllis und Falk sahen sich an. „Und Ella wurde nicht jahrelang therapiert, es gibt auch keine Hinweise, dass sie derartig missbraucht worden ist, dass sie sofort stationär untergebracht werden musste", sprach Amaryllis aus, was beide dachten.

„Eben", bestätigte Sven. „Es gibt natürlich die Verfügung, dass Armin Nasche sich dem Mädchen nicht nähern durfte, weil er sie sexuell belästigt hat. Ich habe mir die Unterlagen sehr genau angesehen. Er hat das Mädchen angerufen und sie bedrängt, ihn privat zu treffen. Zweimal hat er versucht sie zu küssen und ihre Brüste dabei berührt. Nasche streitet das alles vehement ab."

Der Psychologe rührte mit dem Löffel gedankenverloren durch seine leere Kaffeetasse. „Natürlich könnte das ein extrem sensibles Mädchen traumatisieren. Aber werft mal einen Blick auf die Chronologie. Ella ist ein ruhiges, verschlossenes Kind, das keine Freundschaften sucht, wegen ADS behandelt wird. Dann nähert sich ihr ein Lehrer, den sie offenkundig mag, sie beginnt sich massiv selber zu verletzten.

Die Eltern erwirken eine Verfügung gegen den Mann, das Mädchen bestätigt die Angaben der Eltern. Sie trifft den Lehrer aber weiterhin privat, hört auf sich zu ritzen, und landet dann von einem Tag auf den anderen, ohne jemals mit einem Therapeuten gesprochen zu haben, stationär in der Kinder- und Jugendpsychiatrie. Wenn ihr mich fragt, stimmt die Geschichte hinten und vorne nicht."

Falk sah Amaryllis anerkennend an. „Deine bis dato wirre Idee, dass Ella sich bewusst geritzt hat, um in die Psychiatrie zu kommen, kommt mir plötzlich nicht mehr ganz so wirr vor. Bleibt die große Frage: Warum?“

37.

Benita Hüther wusch sich die Hände in dem kleinen Waschbecken, das in ihrem Büro neben der Tür angebracht war, als Amaryllis Winter und Falk von Heeren eintraten.

„Ihr kommt genau richtig. Ich bin gerade mit einer Autopsie fertig geworden und habe Sehnsucht nach einem guten Kaffee, den ihr sicherlich mitgebracht habt?“, erklärte sie fröhlich.

„Wir würden es nicht wagen, ohne zu kommen, wenn Madame uns herzitiert“, flachste Falk und überreichte der Medizinerin einen Kaffeebecher. „Du hast besser ein paar interessante Neuigkeiten für uns und nicht nur überlegt, wen deiner Untergebenen du am besten durch die Gegend scheuchen kannst, weil du zu faul bist, dir selber Kaffee zu holen.“

Amaryllis Winter und Falk von Heeren waren nach ihrem Gespräch mit Sven Justus zur Gerichtsmedizin gefahren, nachdem Benita Hüther angerufen und ihnen mitgeteilt hatte, dass sie interessante Neuigkeiten habe.

„Huch, erwischt", grinste Benita. „Eigentlich wollte ich euch nur sagen, dass ich nichts zu sagen habe." Sie nahm einen Schluck Kaffee und ließ sich in ihren Bürostuhl fallen. „Aaah. Der tat gut. Meine Welt ist wieder in Ordnung. Und bei euch so?"

„Also?", fragte Falk ungeduldig und setzte sich ebenfalls. „Selbst bei deiner verlotterten Arbeitsmoral wirst du irgendetwas haben, was du uns mitteilen kannst."

„Natürlich habe ich sogar eine Menge Neuigkeiten für euch!", lachte Benita. „Vielleicht sogar mehr als ihr hören wollt. Fangen wir mit Sonja Heisig an. Die Obduktion hat, wie nicht anders zu vermuten war, ergeben, dass die Frau massive Verletzungen erlitten hat, als der Baum auf das Fahrzeug gestürzt ist, in dem sie saß. Gleich mehrere dieser Verletzungen hatten das Potenzial, tödlich zu sein.

Frau Heisig hat schwerste Kopfverletzungen erlitten, dazu hat der Druck des Autodaches und des Baumes auf ihren Körper mehrere Organe derartig zerquetscht, dass sie nicht mehr funktionsfähig waren. Und doch war keine dieser Verletzungen Ursache für ihren Tod."

„Und was war dann die Ursache?", fragte Amaryllis.

„Erzähl uns bitte nicht irgendeinen Mist, dass sie sich den kleinen Zeh beim Unfall gebrochen hat und das ihr Ende bedeutet hat", reagierte Falk gereizt.

„Ein tödlicher Zehenbruch, das wäre mal was", überlegte Benita. „Damit könnte man es in die eine oder andere Fachzeitschrift bringen. Leider wird das in diesem Fall nicht passieren, zumindest werde ich nicht in eine Zeitung kommen. Ihr vielleicht schon. Sonja Heisig ist an keiner der durch den Unfall zugezogenen Verletzungen gestorben. Das wäre gar nicht möglich gewesen. Die Frau war zum Zeitpunkt des Unfalls bereits tot.“

38.

Es herrschte einige Sekunden lang absolute Stille im Büro der Rechtsmedizinerin, dann stöhnte Falk „Ich hoffe, du willst uns auf den Arm nehmen. Der Unfall war bislang schon abgefahren genug, aber das toppt wirklich alles. Ein Baum fällt während eines Orkans auf einen manipulierten Wagen, in dem die Mutter eines vor wenigen Tagen ermordeten Mädchens mit einem Unbekannten sitzt, den Kofferraum voller Unterlagen aus der Nazi-Zeit und alten benutzten chirurgischen Messern. Das glaubt einem doch so schon kein Mensch! Und jetzt war die Mutter bereits tot, bevor der Baum auf das Auto gekracht ist. Nein. Ich weigere mich schlicht, das zu glauben."

„Dann lass es", grinste Benita und wandte sich an Amaryllis. „Möchtest du wissen, woran die Frau gestorben ist, oder ziehst du es auch vor, mir nicht zu glauben?"

„Raus damit! Ich bin versucht zu sagen, dass mich nichts mehr überraschen kann, traue mich aber nicht, da du wahrscheinlich eine weitere Unglaublichkeit aus dem Hut ziehen wirst“, antwortete die Kommissarin.

„Sonja Heisig ist genau wie ihre Tochter an den Folgen einer Salzwasser-Vergiftung gestorben. Es war nicht einfach, die Lungen aufgrund der durch den Unfall entstandenen Verletzungen zu untersuchen, aber ich konnte ein Lungenödem genau wie bei Ella nachweisen, das tödlich war. Einige andere Untersuchen haben ebenfalls bestätigt, dass die Frau tot war, bevor der Baum auf das Auto gefallen ist.“

„Kannst du eingrenzen, wie lange sie tot war?“, wollte Falk wissen.

„Nicht hundertprozentig, aber ich kann mich festlegen, dass sie erst am Tag des Unfalls gestorben ist. Ob direkt davor oder ob sie schon ein paar Stunden tot war, werde ich eventuell nicht mehr herausbekommen. Aber ich würde schätzen, sie war nicht länger als zwei oder drei Stunden tot, bevor sie in das Auto gelegt wurde.“

„Sieht ganz danach aus, als hätte der unbekannte Mann versucht, irgendwelche Spuren zu verwischen. Nur wollte er neben Unterlagen und Messer auch noch eine Leiche entsorgen. Bleibt für uns die Frage zu klären, wer ihn daran hindern wollte und das Auto manipuliert hat“, überlegte Amaryllis.

„Hoffentlich finden wir bald heraus, wer der Mann ist, der die tote Sonja Heisig durch die Gegend gefahren hat. Dann dürften wir unseren Täter haben, der netterweise an Schläuche angebunden im Krankenhaus liegt, also nicht so schnell das Weite suchen kann“, stellte Falk fest.

„Ist nur die Frage, ob es uns noch etwas bringt, wenn wir seine Identität klären kennen“, zweifelte Amaryllis. „Der Mann ist heute operiert worden, es gab allerdings Komplikationen, die Ärzte haben ihn in ein künstliches Koma versetzt. Unter

Umständen erfahren wir von ihm nichts mehr. Ich schlage vor, wir lassen sein Krankenzimmer trotzdem bewachen. Fluchtgefahr kommt wohl nicht in Frage, ich würde aber nicht ausschließen, dass der Mann seinerseits umgebracht werden könnte. Es spricht zwar viel dafür, dass er der Täter ist, aber die ganzen Ungereimtheiten bezüglich Stefan Heisig und Armin Nasche lassen mir keine Ruhe. Noch sind die beiden nicht aus dem Schneider und ihre Unschuld bewiesen."

Falk nahm den letzten Schluck Kaffee aus seinem Becher und stand auf. „Komm, wir veranlassen, dass ein Polizist vor der Tür des Krankenzimmers platziert wird, dann fahren wir nochmal zu Nasche. Es gibt einige Fragen, die ich dem Typen gerne stellen möchte."

„Moment!", rief Benita Hüther. „Wer hat gesagt, dass ich schon fertig bin?"

„Das ist jetzt ein Scherz, oder", fragte Falk genervt. „Willst du erzählen, dass du Beweise für die Existenz der kleinen grünen Männchen aus dem All gefunden hast, und die natürlich und ausgerechnet im Unfallwagen der Familie Heisig."

„Besser, schlechter, schlimmer, unglaubwürdiger. Ich möchte mich da nicht festlegen. Außer dass ich absolut sicher bin, dass euch die Info interessieren wird, die ich habe", antwortete Benita. „In dem Fall geht es allerdings nicht um Sonja Heisig, sondern um ihre Tochter Ella. Ich habe mir die Narben an ihren Armen nochmals genau angesehen. Irgendetwas daran hat mich irritiert, ich kann nicht genau sagen, was es war, aber ich hatte das Gefühl, dass etwas nicht stimmt. Ein paar Untersuchungen später wusste ich, dass ich recht hatte."

„Jetzt kommt's!", stöhnte Falk und ließ sich in den Stuhl zurückfallen. „Ich ahne Böses. Es geht nie gut aus, wenn du dir einen Fall nochmals zur Brust nimmst."

„Ich bin halt gründlich!", verteidigte sich Benita. „Die meisten der Schnitte dürfte Ella sich selber zugefügt haben, das will ich nicht abstreiten. Aber Form und Ort einiger der anderen Narben lassen nur den Schluss zu, dass eine zweite Person sie Ella zugefügt haben muss. Irgendjemand hat dem Mädchen entweder dabei geholfen, sich zu verletzten oder hat es gegen seinen Willen geritzt."

39.

September 1940

Die Kinder waren so in ihr Spiel vertieft, dass sie die Rufe ihrer Mütter nicht hörten. Erst als wenige Sekunden später die Sirenen dröhnten, hoben sie verwirrt die Köpfe.

„Sie werden sich schnell an den Ton gewöhnen", murmelte Elvira. „Zu schnell. Dieser Krieg wird lange dauern und er wird alles zerstören."

„Sag so etwas nicht, vor allem nicht laut, du weißt nie, wer dich hören und melden könnte, dass du nicht an unseren schnellen Sieg glaubst", wies Helga sie zurecht und schloss die Tür hinter dem letzten Kind. „Ab in den Keller", befahl sie und schob ihre Tochter Bertha vor sich durch den Flur. „Schneller, das muss alles viel schneller gehen. Wenn eine Bombe unser Haus trifft und wir überleben wollen, müssen wir sehr viel schneller sein."

Kurze Zeit später saßen die beiden Frauen mit ihren Kindern auf der langen Gartenbank, die sie extra für den Fall eines Bombenalarms in den Keller gestellt hatten.

„Jetzt sind wir beide auf uns gestellt", sagte Helga ruhig. „Ich bewundere dich, wie du das so lange schon aushältst."

„Was bleibt mir anderes übrig. Immerhin weiß ich endlich, wo Gottfried ist." Elvira stockte einen Moment, bevor sie weitersprach. „Obwohl ich mir oft wünsche, ich wüsste es nicht. Dann könnte ich glauben, dass er überleben wird, es ihm vielleicht sogar gut geht. Stell dir vor, ich wünsche mir oft, dass er mich verlassen hätte, von mir aus sogar für einen Mann. Alles ist besser als das, was ihm zugestoßen ist."

Helga konnte die Angst und die Verzweiflung im Blick ihrer Freundin erkennen, als diese sie ansah und sagte: „Gottfried ist kein Monster, das weißt du, oder? Bitte sag mir, dass du das weißt, es bringt mich um, dass du ihn auch für ein Tier halten könntest."

„Wann hast du zuletzt von ihm gehört?", fragte sie nach, ohne die Frage zu beantworten, denn sie wollte nicht lügen. Die Wahrheit war so viel schlimmer, als Elvira ahnte.

Das Problem war nicht, dass sie ihre Freundin anlügen musste, denn sie hielt Gottfried nicht für ein Monster. Sie wusste, dass er trotz allem ein guter Ehemann und Vater gewesen war. Nein, sie hatte Albert anlügen müssen, der von ihr verlangte, dass sie seinen Kindheitsfreund verdammte, ihn ein krankes Schwein nannte und sich mit ihm freute, dass sie ihm und seiner mit Sicherheit ebenso verkommenen Brut das Haus weggenommen hatten.

Wie konnte sie jemals jemandem sagen, dass sie sich schon lange nicht mehr so froh und leicht gefühlt hatte, wie an dem Tag, an dem Albert einberufen worden war. Endlich musste sie seine Hassreden gegen Juden, Behinderte und Homosexuelle nicht mehr hören. Er hatte es nie zugegeben, sie hatte nicht nachgefragt, dennoch wusste sie, was er getan hatte. Und dass es nicht mit dem Verrat seines Freundes aus Kindheitstagen aufgehört hatte. Im Gegenteil, es war erst der Anfang gewesen. Ihr Ehemann war ein Denunziant, der alles, was nicht der Norm entsprach, an die Nazis verraten hatte.

„Danke, dass wir bei euch sein können. In unserer winzigen Wohnung in Mitte hätten wir keine ruhige Sekunde“, flüsterte Elvira ihr nun zu, die offenbar ebenfalls die letzte Frage ihrer Freundin, wann sie zuletzt von Gottfried gehört hatte, nicht beantworten wollte.

Helga kannte die Antwort auch so. Denn Elvira wohnte, seit Albert an der Front kämpfte, wieder in ihrem alten Haus. Helga selber hatte den Vorschlag gemacht, da sie zu zweit stärker sein würden, sich besser um die Kinder kümmern könnten, wenn die Bomben fielen. Elvira hatte das Angebot voller Dankbarkeit angenommen und wurde nicht müde, ihre Freundschaft als lebensrettend zu preisen.

Das letzte Lebenszeichen von Gottfried war vor fast einem Jahr ein Brief aus dem KZ Dachau gewesen. Er sei dorthin verlegt worden, um die „erzieherische Behandlung“ zu vertiefen, die er bekam, hatte er geschrieben. Er hoffe aber, bald wieder freigelassen zu werden. Der Ton des Briefes war neutral gehalten, was Elvira das Schlimmste befürchten ließ. Auch hatte Gottfried keine Angaben gemacht, wo er in den fast anderthalb Jahren zwischen seiner Verhaftung und der Deportation nach Dachau gewesen war.

„Flufzeuch, Flufzeuch!“, rief Bertha aufgeregt, als sie durch die dicken Kellerwände gedämpft ein Flugzeug hören konnten, das über das Haus flog.

Elvira nahm Helgas Hand und drückte sie. „Ich bin mir sicher, dass sie Gottfried etwas angetan haben, wir wissen doch, was sie mit Leuten wie ihm machen", sagte sie plötzlich.

40.

Die alte Dame hatte sichtliche Mühe, ihren Rollator über das Kopfsteinpflaster zu bewegen. Die Fußgängerampel war längst auf Rot gesprungen, doch es war klar, dass für die betagte Frau die Zeit für den Weg über die Straße zu knapp bemessen war. Aber Amaryllis achtete kaum darauf, dass die Ampel auf Grün sprang und sie theoretisch hätte fahren können. Ein Plakat, das mit Kabelbindern an der Ampel befestigt war, hatte ihre Aufmerksamkeit erregt. Darauf war eine alte Villa zu sehen, in deren Hauswand eine Abrissbirne einschlug. „Enteignet die Bonzen jetzt! Wohnraum für alle!“, stand unter dem Bild.

Die Fußgängerin hatte die andere Straßenseite erreicht und Amaryllis fuhr los. Die Kommissarin musste an Armin Nasche denken, dem das Plakat wahrscheinlich aus dem Herzen sprach. Sie hatten nochmals mit dem Mann gesprochen, dabei aber nicht viel Neues erfahren. Der Ethiklehrer der toten Ella hatte darauf bestanden, dass das Mädchen seine Eltern gehasst hatte, von ihrem exklusiven Lebensstil und ihren Ansichten angewidert gewesen war. Seiner Aussage nach hatte Stefan Heisig seine Tochter jahrelang so unter Druck gesetzt, dass diese begonnen hatte, sich selbst zu verletzen. Von der Idee, dass Ella sich nur als Vorwand geritzt haben könnte oder den Untersuchungsergebnissen der Gerichtsmedizin, dass Ella von jemand geholfen worden sein könnte, sich zu ritzen, hielt er nichts.

„Ende der Geschichte. Wenn der alte Nasche das Mädchen selber geritzt hat, dann hat sie es mir nicht gesagt, oder glauben Sie wirklich, ich hätte Ihnen *das* verschwiegen?", hatte Nasche verächtlich gesagt. „Ich frage mich langsam, was Sie noch von mir wissen wollen."

„Leider muss ich Nasche recht geben", hatte Falk kommentiert, nachdem sie die Wohnung des Lehrers verlassen hatten. „Ich frage mich ebenfalls, was wir eigentlich noch von ihm wissen wollen. Sein Alibi für Ellas Todestag hat jeder Prüfung standgehalten, die Freundin, die er in Brandenburg besucht hat, hat sogar Fotos von ihm gemacht. Wir selber waren bei ihm, als Sonja Heisig verunglückt ist, er kommt als Täter nicht in Frage."

Die Kommissare hatten beschlossen, nicht mehr ins Büro zurückzufahren, sondern die Ergebnisse der Durchsicht der Unterlagen, die im zerstörten SUV der Heisigs gefunden worden waren, im Büro abzuholen und diese zu Hause zu studieren. Zwei Kollegen waren die alten NS-Akten mit Hochdruck durchgegangen und hatten nach eigener Aussage einige interessante Informationen gefunden.

Amaryllis hatte außerdem im Augustus-Klinikum angerufen und versucht herauszubekommen, wie der Aufnahmeprozess von Elisabeth Heisig abgelaufen war. Sie wartete noch auf den

Rückruf der Verwaltungsangestellten, die Ellas Aufnahme bearbeitet hatte.

Die Kommissarin war gerade in die Garage neben ihrem Wohnhaus gefahren, als ihr Telefon klingelte.

„Erika Bach hier von der Verwaltung des Augustus Krankenhauses“, meldete sich eine Frauenstimme. „Ich sollte Sie zurückrufen wegen der Aufnahme einer Patientin bei uns.“

Amaryllis schilderte der Frau kurz ihr Anliegen, während sie durch die Verbindungstür von der Garage in das Haupthaus lief und ihre Tasche auf den Küchentisch stellte. Es war vollkommen ruhig in der Wohnung. Ihr Partner Nikolas war noch bei der Arbeit und die kleine Ava eine Etage höher bei der Nachbarin, die das Mädchen von der Kita abholte und an den Nachmittagen betreute, wenn ihre Eltern arbeiten mussten.

„Ich erinnere mich an Elisabeth Heisig“, erklärte Frau Bach. „Ich bin allerdings gerade etwas unsicher, was ich Ihnen sagen kann oder darf.“

„Wie meinen Sie das?“, fragte Amaryllis irritiert nach. „Ist die Aufnahme nicht nach Protokoll verlaufen?“

„Eigentlich schon“, antworte die Krankenhausangestellte ausweichend. „Ich gehe davon aus, dass ich frei mit Ihnen reden kann, das Mädchen ist ermordet worden, Sie sind Kommissarin der Mordkommission. Es ist auch nichts so Dramatisches, wie es sich gerade anhört. Die Unterlagen des Mädchens wurden mir von Herrn Zimmer direkt gegeben. Herr Zimmer ist im Verwaltungsrat und bat mich, den nächsten freien Platz auf der Station für Kinder- und Jugendpsychiatrie für Elisabeth Heisig zu reservieren. Das ist unüblich, kommt aber gelegentlich vor, dass jemand seine Beziehungen spielen lässt, um schneller einen Termin oder Behandlungsplatz bei uns zu bekommen.“

Amaryllis setzte sich auf einen der Küchenstühle und

versuchte ihre Gedanken zu sammeln. Sven Justus hatte recht behalten. Etwas war mit der Aufnahme von Ella nicht in Ordnung gewesen. Plötzlich machte es Sinn, dass das Mädchen so schnell einen Platz bekommen hatte, ohne dass andere Möglichkeiten wie eine Gesprächstherapie vorher ausgereizt worden waren.

„Ich habe das richtig verstanden, dass der Platz für Elisabeth Heisig quasi unter der Hand vergeben worden ist", fragte sie nach.

„Wenn Sie es so nennen wollen. Wie gesagt, das ist ganz sicher nicht normal bei uns, aber es kommt eben mal vor. Wie überall." Erika Bach klang, als fühle sie sich in die Enge gedrängt und müsse sich verteidigen, obwohl sie nur einen Auftrag ausgeführt hatte.

„Herr Zimmer, einer der Verwaltungsbeiräte, hat Ihnen die Unterlagen gegeben, hat er dabei einen Grund genannt? Oder woher er das Mädchen kannte?", stellte Amaryllis ihre nächsten Fragen.

„Herr Zimmer hat mich lediglich wissen lassen, dass Elisabeth die Tochter eines Studienfreundes sei, die dringend Hilfe benötige, mehr weiß ich leider nicht."

„Werden die Plätze immer über die Verwaltung vergeben?", hakte die Kommissarin nach. „Machen das nicht die Ärzte auf der Station?"

„Das kommt darauf an. Die Station führt eine Warteliste, die sie an uns weitergibt. Wenn ein Platz frei wird, informieren wir normalerweise die Familie des Kindes, das an erster Stelle steht. Die Leute müssen sich dann schnell entscheiden, ob sie den Platz annehmen oder nicht. Gelegentlich wird ein Notfall vorgezogen, der gar nicht auf der Warteliste stand, aber in einer der Sprechstunden bei uns war. Oder uns von einem niedergelassenen Psychiater mit hoher Dringlichkeit geschickt wird. Oder eben jemand mit den sogenannten Connections. Das ist aber wirklich sehr selten", versicherte die Angestellte erneut.

„Wissen die Stationsärzte, ob ein Patient über Beziehungen verfügt oder aus sonst einem Grund vorgezogen wird?"

„Nein, wir geben diese Information nicht weiter, würden sie aber auch nicht verschweigen, wenn jemand nachfragt."

„Den Namen des Studienfreundes hat Ihnen Herr Zimmer nicht genannt?", versuchte Amaryllis ihr Glück, obwohl sie ahnte, dass sie auf ihre Frage keine Antwort bekommen würde, die sie zufriedenstellen würde.

„Nein. Leider nicht, aber ich kann Ihnen die Kontaktdaten von Herrn Zimmer geben, ich bin sicher, seine Sekretärin stellt Sie durch, wenn sie hört, dass Sie von der Mordkommission sind."

Amaryllis schaute auf die Uhr, nachdem sie aufgelegt hatte, und beschloss, das Abendessen vorzubereiten, Ava abzuholen und später, wenn ihre Tochter im Bett war, die Unterlagen über die Akten aus den Reisetaschen im Wagen der Heisigs zu lesen. Sie hinterließ eine Nachricht auf dem Anrufbeantworter des Büros von Herrn Zimmer und machte sich an die Essensvorbereitungen.

Sie hatte den Auflauf gerade in den Ofen geschoben, als ihr Handy erneut klingelte.

„Zimmer hier. Sie wollten mich erreichen?", fragte eine dunkle tiefe Männerstimme.

„Vielen Dank für den prompten Rückruf, das ging aber schnell", sagte Amaryllis, um sich etwas Zeit für ihre erste Frage zu verschaffen.

„Meine Sekretärin ist krank, daher höre ich den

Anrufbeantworter selber ab. Man hat nicht allzu oft eine Bitte um Rückruf von der Mordkommission darauf, daher dachte ich, ich frage lieber zügig nach, was ich für Sie tun kann."

„Es geht um Elisabeth Heisig. Ich habe von der Verwaltung erfahren, dass Sie sich für eine zügige Aufnahme des Mädchens stark gemacht haben", umschrieb die Kommissarin die Einflussnahme des Verwaltungsbeirates vorsichtig.

„Das ist korrekt", gab Christian Zimmer zu. „Obwohl korrekt natürlich in dem Zusammenhang das falsche Wort ist. Ich habe unkorrekterweise dafür gesorgt, dass das Mädchen schnell einen Platz bekommt. Wenn ich geahnt hätte, was mit ihr bei uns auf der Station geschieht, hätte ich es sicher nicht getan. Furchtbare Geschichte."

„In welcher Beziehung standen Sie zu dem Mädchen?", stellte Amaryllis ihre nächste Frage.

„Ich kannte sie nicht. Ich habe mit ihrem Vater zusammen die neurologische Facharztausbildung gemacht. Ist alles sehr lange her. Wir waren damals ganz gut befreundet, haben uns aber aus den Augen verloren, da er auf dem Gebiet nicht praktiziert hat. Er hatte gerade den Facharzt gemacht, als die Klinik seines Vaters pleiteging, ich hatte das Gefühl, er schäme sich deswegen. Er rief mich vor ein paar Monaten aus dem Nichts an und bat mich um einen Gefallen."

„Habe ich das richtig verstanden, es war Stefan Heisig, der Vater von Elisabeth, der dafür gesorgt hat, dass seine Tochter stationär aufgenommen wird?", fragte die Kommissarin verblüfft.

„Ja, Stefan bat mich, seine Tochter auf der Warteliste für einen stationären Platz bei uns in der Kinder- und Jugendpsychiatrie ganz nach oben zu setzen."

„Hat Herr Heisig Ihnen gesagt, was mit seiner Tochter nicht

gestimmt hat? Ihnen ihre Diagnose mitgeteilt."

„Nein, ich habe auch nicht nachgefragt. Wenn ein Arzt und alter Freund mich bittet, seinem Kind einen Platz in der Psychiatrie zu verschaffen, gehe ich davon aus, dass eine schwerwiegende Erkrankung vorliegt. Ich habe Stefan lediglich gesagt, dass wir eine Überweisung von einem Psychiater brauchen. Er meinte, das sei kein Problem. Ich habe die notwendigen Schritte eingeleitet und Elisabeth wurde wenige Tage später bei uns in der Klinik aufgenommen."

Amaryllis setzte sich für einen Moment an den Küchentisch, der Fall hatte soeben eine Wendung um 180 Grad erfahren. Warum hatten die Heisigs so getan, als seien sie gegen die Aufnahme ihrer Tochter gewesen? Sie erinnerte sich genau, wie Stefan Heisig bei seiner ersten Befragung gesagt hatte, sie hätten der ganzen Sache niemals zustimmen dürfen.

Vieles machte durch diese Entdeckung jedoch endlich Sinn: Ella hatte laut ihrer Ärztin vor etwas Angst, Smilla Freud hatte sogar vermutet, sie verstecke sich in der Klinik. Wenn Stefan Heisig dafür gesorgt hatte, dass seine Tochter so schnell wie möglich dort aufgenommen wurde, konnte es sein, dass *er* sein Kind vor einer Bedrohung verstecken wollte, dass alles sein und nicht Ellas Plan gewesen war? Welchen besseren Platz sich zu verstecken konnte es geben als eine psychiatrische Klinik? Hatten die Eltern ihr Kind deswegen nie besucht, damit man ihnen nicht folgen konnte? War das zerrüttete Verhältnis der Familie nur gespielt, um die Gefahr von Ella abzulenken? Doch wer oder was war diese Gefahr?

41.

August 1951

Das Dach des Hauses, in dem sie mit ihren Kindern gewohnt hatte, war weg. Die meisten Fensterscheiben der oberen Etagen waren zersplittert. Nur im Erdgeschoss und im ersten Stock waren die Fenstergläser heil geblieben oder ersetzt worden. Eine Bombe musste das Haus während des Kriegs getroffen haben, die Schäden waren auch an anderen Gebäuden in der Straße im Berliner Stadtteil Mitte noch zu sehen.

Elvira atmete tief durch. Warum war sie hergekommen? Die Straße, das Haus, die Wohnung standen für die dunkelsten Momente ihres Lebens. Die Zeit, nachdem Gottfried verhaftet worden war, als sie nicht wusste, wohin sie sollte, das Haus, das ihnen gehört hatte, für einen Spottpreis an Albert und Helga verkauft hatte, damit sie ihren Kindern wenigstens genug zu essen kaufen konnte. Vielleicht war das alles eine dumme Idee gewesen, sie hätte nicht herkommen sollen. Es ging ihr gut, warum wollte sie die Vergangenheit nochmals aufleben lassen?

Ich muss endlich mit diesem Teil meines Lebens abschließen, dachte sie. *Aber das geht nur, wenn ich weiß, was mit Gottfried geschehen ist.*

Elvira war zum ersten Mal seit Kriegsende aus Westberlin in den nun zur DDR gehörenden Ostteil der Stadt gereist. Helga und sie hatten den Krieg gemeinsam durchgestanden, Albert war von der Front nicht zurückgekehrt, Gottfried verschollen und für tot erklärt worden. Die beiden Witwen hatten nach Kriegsende hart gearbeitet, um ihre Kinder durchzubringen. Elvira hatte ein Nähstudio aufgemacht und begonnen, Kleider zu entwerfen. Kein großartiges Design, aber schicke Kleider, die einfache Leute sich leisten konnten. Sie verdiente gutes Geld, war mit ihren Kindern in eine schöne Wohnung in Charlottenburg gezogen. Vor einem Jahr hatte sie Erich kennengelernt, sie hatten sich verliebt und schnell geheiratet.

Elvira war glücklich. Trotzdem hatte sie immer dieses kleine nagende Gefühl, das sie nicht ruhen ließ, sie musste einfach wissen, was mit Gottfried geschehen war. Manchmal wachte sie nachts auf und war sich sicher, dass er lebte. Sie hatte schließlich begonnen, Nachforschungen anzustellen und nach vielen Telefonaten herausgefunden, dass es tatsächlich alte Unterlagen über seine Verhaftung gab. Unterlagen, die in einem Archiv im Osten von Berlin lagen. Sie hatte lange auf den Termin gewartet, doch nun war es so weit, sie würde in einer knappen Stunde mit einem Archivar sprechen, der ihr würde sagen können, was mit Gottfried geschehen war.

Sie war so aufgeregt gewesen, dass sie am Morgen viel zu früh aufgebrochen war. Also hatte sie beschlossen, die Zeit zu nutzen und bei der Wohnung vorbeizugehen, in die sie gezogen war, nachdem sie ihr Haus verkauft hatte. Wie viele Tränen hatte sie in dieser Wohnung vergossen. Tränen der Verzweiflung, des Kummers und der Sehnsucht nach einem Mann, der sie nie wirklich hätte lieben können, der aber dennoch alles gegeben hatte, um ein wunderbarer Ehemann und Vater zu sein.

Elvira holte nochmals tief Luft, schloss die Augen und ging los. Es würde das letzte Mal sein, dass sie in die Vergangenheit zurückkehrte.

*

Elvira drehte den Schlüssel zu ihrer Wohnungstür so langsam wie möglich um. Wenn sie einen einzigen Wunsch auf dieser Welt freigehabt hätte, hätte sie sich gewünscht, dass niemand ihre Rückkehr bemerken würde. Dass sie einfach in ihr Schlafzimmer gehen, sich auf ihr Bett legen und einschlafen könnte, ohne jemandem zu erzählen, was sie heute erfahren hatte. Und wenn sie aufwachte, würde der Albtraum, in dem sie sich befand, zu Ende sein, weil nichts von dem wirklich passiert war. Weil ihre Reise in die DDR, das Gespräch mit dem Archivar, dessen Augen, die sie voller Mitleid angeschaut hatten, das alles war nur ein böser Traum gewesen.

Ich hätte die Vergangenheit ruhen lassen sollen, dachte sie, während sie ihre Tochter Magda bereits rufen hörte: „Mama ist wieder da!"

Was sollte sie ihren Kindern sagen? Würde sie gut genug lügen können, sie glauben zu lassen, dass es doch keine Unterlagen über ihren Vater gab. Dass alles eine Verwechslung gewesen war. Würde sie die Wahrheit, die sie nun kannte, ihr Leben lang leugnen können, um ihre Kinder und sich selber das Leben zu erhalten, wie sie es kannten? Oder würde die Wut, die nicht zu beschreibende Enttäuschung über das, was sie gelesen hatte, zu stark werden und sie nicht ruhen lassen, bis Gerechtigkeit getan war?

Albert hatte Gottfried bei den Nazis angeschwärzt, seinen besten Freund verraten, ans Messer geliefert. Die Nazis hatten ihn fürstlich entlohnt und er hatte mit dem Geld Gottfrieds Haus gekauft. Helga musste all das gewusst haben. Elvira zitterte bei dem Gedanken an den Moment, in dem sie Alberts Namen in den Papieren gelesen hatte. Auf der Rückfahrt hatte die Erinnerung sie fast umgebracht, wie sie neben Helga, ihrer vermeintlichen Retterin und Freundin im Keller gesessen hatte und sie sich an den Händen gehalten hatten, während die Bomben immer näher einschlugen.

Die Kinder kamen aus der Küche gelaufen und umarmten ihre Mutter, während sie ihren Mantel an die Garderobe hängte.

„Wie war es? Was hast du herausgefunden?“, fragte Magda eifrig.

„Fast nichts“, erklärte Elvira und hatte dabei das Gefühl, dass es sie gleich zerreißen würde. „Es war alles eine Verwechslung, es ging um einen anderen Gottfried Cassel.“

„Oh nein!“. Magda sah aufrichtig betrübt aus. „Jetzt bist du ganz umsonst den ganzen Tag unterwegs gewesen.“

Das Mädchen hatte keine Erinnerung mehr an seinen Vater, sie kannte sein Gesicht nur von den wenigen Fotos, die es von ihm gab. Sie war für ihre Mutter betrübt.

Elvira lächelte. „Das macht nichts. Es war schön, durch die Gegend zu laufen, die mal unser Zuhause gewesen ist. Wir werden euren Vater immer in Erinnerung behalten, aber jetzt konzentrieren wir uns ganz auf die Zukunft.“

Sie ging in die Küche, band sich eine Schürze um und begann damit, das Abendessen vorzubereiten. Es war vorbei.

Einfach so. Sie hatte den Entschluss, die Vergangenheit ruhen zu lassen, nicht bewusst getroffen, sie hatte ihn einfach ausgesprochen. Sie hatte die Zukunft gewählt.

42.

Falk war komplett durchnässt, als er am nächsten Morgen das Büro betrat. Er zog seinen Parka aus und hängte ihn missmutig an die Garderobe.

„Verfluchtes Mistwetter. Erst Sturm, dann Sonnenschein und jetzt Dauerregen. Wenn das so weitergeht, fange ich auch mit dem Teetrinken an."

„Der Trend geht eindeutig zum Kräutertee", informierte Amaryllis ihn. „Da gibt es die tollsten Sachen, neulich im Drogeriemarkt habe ich die Sorte ‚Schlecht gelaunter alter Mann mit Parka' gesehen, die wäre genau das Richtige für dich!"

„Du bist so was von nicht lustig", muffelte Falk und nahm sich einen der Kekse, die seine Kollegin auf den Tisch gestellt hatte. „Wenn du nur eine halb so gute Kommissarin wie Bäckerin wärst, hätten wir den Fall wahrscheinlich schon gelöst."

„So, Schluss mit lustig", verkündete Amaryllis. „Ich habe Neuigkeiten, die dir nicht gefallen werden, da ich im Gegensatz zu dir nicht den ganzen Tag meine schlechte Laune kultiviere und darüber die Arbeit vergesse."

Falk zog die Augenbrauen hoch. „Ich spare mir den nächsten Kommentar, damit wir tatsächlich zur Arbeit kommen."

„Ich habe gestern am frühen Abend mit einer Verwaltungsangestellten des Augustus-Klinikums gesprochen, sie sagte mir, dass Ella Heisig nicht gemäß dem üblichen Aufnahmeverfahrens ihren Platz in der Kinder- und Jugendpsychiatrie bekommen hat, sondern aufgrund von Beziehungen. Der Verwaltungsbeirat Herbert Zimmer hat sich für sie eingesetzt."

„Soll vorkommen. Vitamin B hilft in allen Lebenslagen, warum also nicht auch bei so was", brummte Falk unbeeindruckt. „Damit kannst du mich nicht hinter dem Ofen vorlocken."

„Damit nicht, aber wenn ich dir sage, wer Herrn Zimmer um den Gefallen gebeten hat", antwortete Amaryllis. „Es war Stefan Heisig, er hat mit Zimmer zusammen studiert."

„Wie bitte?" Falk setzte sich gerade in seinem Stuhl hin. „Die Heisigs waren nach eigenem Bekunden von der Idee, dass ihre Tochter sich in stationäre Behandlung begibt, nicht angetan. Die haben uns frech ins Gesicht gelogen. Hast du schon mit Heisig gesprochen?"

„Nein, er geht nicht ans Telefon. Ich habe Nachrichten auf seiner Mailbox, dem privaten Anrufbeantworter und dem in der Praxis hinterlassen."

„Mist. Nach dem bisherigen Verlauf des Falles ist das ein ganz schlechtes Zeichen."

„Ich habe bereits eine Polizeistreife vorbeigeschickt und warte auf Nachricht von den Kollegen." Amaryllis stand auf und ging zur Tür. „Ich würde sagen, wir holen uns einen Kaffee aus der Cafeteria und machen einen kleinen Ausflug. Auf dem Weg erzähle ich dir, was ich noch herausgefunden habe und wohin wir fahren."

*

Starker Regen trommelte auf das Dach von Amaryllis' dunklem BMW, als sie losfuhr. Die grauen Wolken am Himmel deuteten nicht daraufhin, dass der Dauerregen in näherer Zukunft ein Ende finden könnte.

„Ich habe gestern Nachmittag alles gelesen, was wir über die Familien Heisig und Nasche wissen. Die Kollegen, die mit der Überprüfung dieser merkwürdigen Geschichte beauftragt waren, die Sonja Heisig uns über die Großväter von Stefan Heisig und Armin Nasche erzählt hat, haben gute Arbeit geleistet. Sie haben auch die Unterlagen aus dem Unfallauto der Heisigs gesichtet. Sie stammen tatsächlich zum Teil aus der Nazi-Zeit. Wenn du alles zusammenfügst, kommt eine ziemlich düstere Familiengeschichte ans Licht, bei der insbesondere Albert Heisig sich einiges hat zuschulden kommen lassen", berichtete Amaryllis ihrem Kollegen.

„Verwundert mich nicht weiter. Die Protagonisten unseres Falles sind nicht gerade Sympathieträger, irgendwoher müssen die das haben", zuckte Falk mit den Schultern.

„Albert Heisig, der Großvater von Stefan, hat Gottfried Cassel, Nasches Großvater bei den Nazis verpfiffen, genau wie Sonja Heisig uns berichtet hat. Cassel hatte sich stets geweigert, in die Partei einzutreten, im offenen Widerstand gegen die Nazis war er allerdings nicht. Dafür war er homosexuell, was für seine Verhaftung gereicht hat, obwohl er verheiratet war und kleine Kinder hatte. Er war monatelang verschwunden, tauchte schließlich im KZ Dachau wieder auf, wo er Zwangsarbeit leisten musste. Das war das letzte Lebenszeichen, das die Familie von ihm hatte. Er ist nach dem Krieg nicht nach Hause zurückgekehrt und wurde schließlich für tot erklärt."

„Schlimme Geschichte", murmelte Falk. „Hat Sonja Heisig nicht erwähnt, die beiden seien sogar Freunde gewesen?"

„Allerdings", bestätigte Amaryllis. „Die Familien waren eng befreundet. So eng, dass die Heisigs Elvira Cassel nach dem Verschwinden ihres Mannes geholfen haben. Diese Hilfe gab es allerdings nur auf dem Papier. In Wirklichkeit hat Albert Heisig eine ganze Stange Geld für seinen Verrat bekommen. Damit hat er Elvira, die mittellos dastand, für einen Apfel und ein Ei das Wohnhaus abgekauft, in dem Stefan Heisig und seine Familie bis heute leben."

„Okay, jetzt sehe ich, warum Armin Nasche so eine Wut auf die Heisigs hat", erklärte Falk. „Die schicke Villa in Zehlendorf hat seiner Familie gehört, die Heisigs haben sie unter mehr als fragwürdigen Bedingungen gekauft und er sitzt jetzt auf seinen Bananenkisten, während Stefan Heisig britischer Lord spielt. Ich frage mich allerdings, warum diese Elvira Cassel das Haus ausgerechnet den Heisigs verkauft hat, nachdem die ihren Mann verraten haben?", wunderte sich Falk.

„Offenbar wussten weder Elvira noch Alberts Ehefrau Helga, was Albert getan hatte. Albert Heisig hat übrigens nicht nur Gottfried Cassel verpfiffen, sondern muss eine Art Zulieferer der Nazis gewesen sein. Helga hat alles irgendwann herausgefunden, aber geschwiegen."

Die Kommissarin seufzte, während sie an einer roten Ampel hielt. „Bei den Unterlagen aus dem Unfallwagen handelte es sich teilweise um Briefe und Tagebücher der beiden Familien. Die

Kollegen mussten sich durch eine ganze Menge unwichtiges Zeug kämpfen, um die Geschichte zu rekonstruieren, was damals passiert ist. So wie es aussieht, war zum Beispiel Helgas einziger Sohn Josef, der Vater von Stefan Heisig, so eine Art schwarzes Schaf der Familie."

„Dann ist die unangenehme Art von Heisig also genetisch", kommentierte Falk. „Ich frage mich allerdings, was das alles mit dem Tod von Ella zu tun haben soll."

„Warte ab. Nachdem Albert an die Front beordert worden war, ist Elvira mit ihren Kindern auf Helgas Wunsch wieder in das Haus eingezogen. Die beiden Frauen haben den Krieg dort gemeinsam überstanden. Albert ist gefallen und nach dem Krieg haben beide sich neue Existenzen ohne ihre Männer aufgebaut. Helga ist mit ihren Kindern Josef, Bertha und Marianne in dem Haus in Zehlendorf geblieben, Elvira mit ihrer Familie nach Charlottenburg gezogen. Sie hat erst in den 50er-Jahren erfahren, was wirklich geschehen war, als sie sich die alten Unterlagen in den DDR-Archiven angesehen hat. Ihr Besuch dort wurde vermerkt, da sie aus West-Berlin angereist war."

„Spätestens da war der Ofen aber aus, oder?", vermutete Falk.

„Nein. Sie hat Helga offenbar verziehen. Die Frauen müssen sich ausgesprochen haben, denn die Geschichte geht weiter und alles spricht dafür, dass die beiden weiterhin freundschaftlich verbunden waren."

„Das müsste Nasche wissen", überlegte Falk. „Warum ist der so sauer auf die Familie Heisig? Die Geschichte ist lange her und wenn seine Großmutter den Heisigs verziehen hat, warum hat er weiterhin so eine Wut?"

„Das kann ich dir sagen." Amaryllis hielt an einer roten Ampel und schaltete die Scheibenwischer auf die höchste Stufe, da der Regen sich nochmals verstärkt hatte. „Helga hat in zweiter Ehe einen schwerreichen Industriellen geheiratet, das Glück währte allerdings nur ein paar Jahre, dann ist der Mann nach einem Herzinfarkt ganz plötzlich verstorben und hat Helga sein gesamtes Vermögen hinterlassen, da er keine leiblichen Kinder hatte. Und jetzt rate mal, was Helga mit ihrem neuen Reichtum einige Jahre später gemacht hat?“

„Keine Ahnung.“ Falk zog eine Grimasse. „Sie hat das Geld für eine Rosa-Kaninchen-Zucht verschwendet oder eine Anti-Armin-Stiftung gegründet, um ihre beste Freundin Elvira vor ihrem bescheuerten Enkel zu schützen?“

„Mensch, dass du auf die Sache mit den rosa Kaninchen sofort gekommen bist“, lachte Amaryllis. „Helga hat ihren gesamten Immobilienbesitz an Elvira verkauft.“

„Wie bitte? Jetzt komme ich nicht mehr mit“, stöhnte Falk. „Woher hatte Elvira die Kohle? Hat die irgendetwas erfunden wie den ersten Computer oder hat die sich auch einen schwerreichen Typen geangelt?“

„Nein, hat sie nicht, ihre kleine Modefirma lief zwar gut, aber so viel hat sie dennoch nicht abgeworfen. Wir sprechen hier von Grundstücken und Häusern im Wert von mindestens 15 Millionen Euro. Der Kaufpreis, den Elvira an Helga gezahlt hat, betrug allerdings nur knapp drei Millionen Euro, und für die hat sie ihrer Freundin sogar einen Kredit gegeben! Einen Kredit, der niemals komplett zurückgezahlt wurde.“

Falk schwieg einen Moment und dachte über das Gehörte nach. „Theoretisch müsste Nasche steinreich sein, oder haben seine Eltern die gesamte Kohle durchgebracht, die Oma Elvira mit dem Immobiliendeal gemacht hat?“

„Das weiß ich nicht. Die beiden Kollegen, die die ganzen Zusammenhänge herausgefunden haben, sind immer noch mit der Sichtung der alten Akten beschäftigt. Weiter sind sie bislang nicht gekommen." Amaryllis grinste. „Befürchte, wir werden ihnen Kaffee und Kuchen spendieren müssen, die beiden waren nicht sonderlich glücklich, dass sie sich tagelang durch alte muffige Familienerinnerungen wühlen mussten."

Amaryllis fuhr langsam durch den Regen mit dem Auto in eine kleine Parklücke.

„Was Nasche angeht, ja, theoretisch müsste er steinreich sein. Ob das stimmt, werden wir in wenigen Minuten hoffentlich herausfinden."

43.

Amaryllis klopfte an die weiße Bürotür und überlegte, welche Überraschung sie diesmal dahinter erwarten würde, und sie wurde nicht enttäuscht. Der junge Mann, der an seinem Schreibtisch saß, hatte knallrote lange Haare, die er zu einem Dutt oben auf dem Kopf zusammengebunden trug, die Schläfen waren rasiert und die ersten dunklen Haarstoppeln ließen seine Naturhaarfarbe erkennen. Die Tunnel, die er in beiden Ohrläppchen hatte, kamen Amaryllis bei jeder ihrer Begegnungen größer vor, genau wie der Schmuck in seinem Nasenpiercing. Das Überraschendste an seinem Auftritt war dieses Mal allerdings der elegante dunkle Anzug mit weißem Hemd und Krawatte.

„Herrschaftszeiten Cem“, begrüßte sie den Mann. „Wenn die Krawatte nicht dieses skurrile Muster hätte, wäre ich nicht sicher gewesen, ob du es wirklich bist. Obwohl der aparte Kopfschmuck natürlich ein ganz guter Hinweis ist.“

Cem Güler lachte. „Was tut man nicht alles, um die Kollegen

bei Laune zu halten. Der dritte Cousin väterlicherseits meines wiederum achten Cousins mütterlicherseits ist verstorben und ich muss nachher auf die Beerdigung. Du brauchst nicht zu kondolieren, ich kannte den Mann nicht und gehe nur hin, weil meine Mutter mich zwingt."

„Gut zu wissen, dass auch Leute wie du vor ihrer Mutter Respekt haben", grinste Falk.

„Mama ist eben die Beste", lachte Cem.

Der Experte für Finanzkriminalität der Berliner Polizei deutete auf drei große Bildschirme, die auf einem zweiten Schreibtisch in seinem Büro standen.

„Ich habe einiges für euch herausgefunden, war gar nicht so leicht, die Transaktionen sind schließlich schon viele Jahre her."

„Wir hatten nichts anderes erwartet", antwortete Amaryllis.

Sie hatten schon bei mehreren Fällen mit dem jungen Beamten türkischer Abstammung zusammengearbeitet. Cem Güler war als Jugendlicher bereits ein Computerfreak gewesen und wäre nach eigener Aussage fast als Hacker auf die schiefe Bahn geraten. Er hatte in letzter Sekunde den Absprung geschafft und sich entschieden, sein Können lieber für die Jagd auf Verbrecher zu nutzen, als selber einer zu werden. Mit seiner auffälligen Erscheinung, zu der eine ganze Reihe von Tattoos zählten, entsprach er nicht der Vorstellung von einem Polizeibeamten und verstieß vor allem mit seinen selbstbestimmten Arbeitszeiten gegen diverse Vorschriften. Sein beeindruckendes Computerwissen schützte ihn aber vor Abmahnungen. Die unvermeidlichen Witze der Kollegen über sein Aussehen nahm er mit Humor.

„Also, der Verkauf der Immobilien von Helga Heisig an Elvira Cassel war legal. Die beiden müssen gute Anwälte oder Berater gehabt haben, sie haben so ziemlich jeden Trick genutzt, um den Wert der Immobilien zu senken. Zum Beispiel hat Helga Heisig sich für alle Immobilien ein Nießbrauchrecht einräumen lassen, was den Wert senkt, da sie unter Umständen nicht vermietet werden können. Es wurden Gutachten erstellt, die bei fast allen Häusern Mängel festgestellt haben, da über mehrere Jahre keinerlei Instandhaltungsmaßnahmen vorgenommen wurden."

„Klingt, als wären die Verkäufe lange geplant worden", überlegte Amaryllis und Cem nickte.

„Gut möglich. Das Finanzamt hat die Transaktionen jedenfalls genau untersucht, da natürlich Steuerbetrug vermutet wurde, wenn gleich mehrere Immobilien so deutlich unter Wert verkauft werden. Trotz Nießbrauchrecht und eher negativ gehaltener Gutachten wurden Steuern auf den ‚echten' Wert der Immobilien erhoben, die Elvira klaglos gezahlt hat.

Ich habe außerdem herausgefunden, dass Helga zuvor mehrere Häuser im Grunewald verkauft hat und den Gewinn an zwei ihrer drei Kinder in Form einer Schenkung verteilt hat. Dabei wurde eine Menge Schenkungssteuer fällig, die ebenfalls anstandslos gezahlt wurde."

„Hört sich für mich eher an, als wäre die Frau scharf drauf gewesen, Geld zu vernichten", sagte Falk.

„Theoretisch ja, praktisch eigentlich nicht. Die Schenkungssteuer ist ebenso hoch wie Erbschaftssteuer, sie hat ihren beiden Kindern also eigentlich nur ihr Erbe vorzeitig ausgezahlt. Erstaunlicher ist, dass sie ihnen nicht alles gegeben hat, sondern ihrer Freundin Elvira einen Teil verkauft hat. Dazu die Sache mit der bewussten Wertminderung der Häuser. Lässt eigentlich nur einen Schluss zu."

Cem Güler sah seine beiden Kollegen erwartungsvoll an, doch die schüttelten mit den Köpfen.

„Ihr habt mir nicht gut genug zugehört. Das tut weh. Ich bin es eigentlich gewöhnt, dass die Leute an meinen Lippen hängen", murmelte er und machte einen Schmollmund. „Besonders von dir, Amaryllis, hätte ich mehr erwartet."

Die Kommissarin lachte. „Doch, doch. Ich habe jedes deiner Worte aufgesogen wie ein Schwamm. Ich überlege nur gerade. Der Hinweis war, dass Helga das Geld an zwei ihrer drei Kinder verschenkt hat, oder?"

„Ganz genau, wenn ihr mich fragt, wollte sie Geld aus der Erbmasse ziehen, um so den Pflichtteil für ihr drittes Kind so gering wie möglich zu halten."

„Dann sollten wir dieses dritte Kind wohl überprüfen", schlug Falk vor. „Was mich viel mehr wundert, ist, dass Elvira für einen Appel und ein Ei jede Menge wertvolle Immobilien von ihrer Freundin bekommen hat - die müsste sie doch an ihre eigenen Kinder vererbt haben. Sprich, irgendwann wird Armin Nasche, der Enkel von Elvira, zu richtig viel Kohle kommen oder ist es schon, je nachdem ob seine Eltern noch leben", brachte er die Frage wieder auf, die er und Amaryllis sich bereits im Auto gestellt hatten.

„Elvira hat einen Großteil des Geldes einer gemeinnützigen Stiftung für geistig Behinderte vermacht. Ihren Kindern hat sie im Vorfeld jeweils ein schickes Haus überschrieben, ansonsten haben sie den Pflichtteil bekommen, und das war es." Cem Güler nahm einen Schluck Kaffee aus einer Tasse, die mit Totenköpfen verziert war und machte ein zufriedenes Gesicht. „Ihr könnt froh sein, dass ich so fleißig und so gut bin, denn natürlich habe ich nicht geruht, bevor ich genau wusste, was mit der ganzen Kohle passiert ist." Er deutete auf mehrere Listen, die auf seinem Schreibtisch lagen. „Der Vater von Armin Nasche hat sich ein schönes Leben gemacht und das Geld durchgebracht mit Frauen, dicken Autos und Reisen. Er ist vor einigen Jahren einfach tot umgefallen, Armin ist Einzelkind und hat nichts von seinem Vater geerbt."

Cem Güler stand auf und zog seinen Mantel an. „Ich habe eine Aufstellung für euch gemacht. Elvira hatte zwei, Helga drei Kinder. Vier dieser insgesamt fünf Kinder haben ungefähr die gleiche Menge Geld aus dem Vermögen von Helga bekommen. Mit dem Rest wurde Gutes getan. Nur Kind Nummer fünf ist leer ausgegangen. Was das zu bedeuten hat und was da in der Familie abgegangen ist, das müsst ihr selber herausfinden. Ich kann nur harte Fakten überprüfen, für die emotionale Seite solcher Geschichten bin ich der Falsche."

„Wirkt fast, als hätten die Frauen sich als eine Einheit gesehen und für Gerechtigkeit gesorgt, wenn auch spät", vermutete Amaryllis.

„So ist es. Fragt sich, was Nummer fünf getan hat, dass er ausgeschlossen wurde und ob es etwas mit eurem Fall zu tun hat." Cem Güler schaute auf die Uhr. „Ich muss wirklich los, sonst kriege ich Ärger mit Mama."

„Nur eine Sache, ganz schnell", bat Amaryllis. „Du hast uns den Namen von Nummer fünf nicht genannt. Darf ich raten?", fragte sie und sprach, ohne die Antwort abzuwarten, weiter: „Der Name ist Josef Heisig, der Vater von Stefan Heisig."

44.

Der goldene Drache schien über den runden Tisch, die rot-goldenen Stühle und vor allem die Glückskekse, die auf jedem der gedeckten Teller lagen, sorgsam zu wachen. Falk setzte sich und machte ein zufriedenes Gesicht.

„Endlich mal wieder ein echter China-Laden und nicht dieser Fusion-Schnick-Schnack, den man jetzt überall auf eleganten Tellerchen serviert bekommt, die die Miniportionen verdecken sollen. Ich wette, die machen hier ein richtig gutes Schweinefleisch süßsauer."

Die beiden Kommissare hatten auf ihrem Weg zurück von der Abteilung für Finanz- und Wirtschaftsdelikte in Steglitz bei einem chinesischen Restaurant Halt gemacht, um mittagzuessen. Amaryllis setzte sich ebenfalls und warf einen Blick in die Speisekarte.

„Es gibt acht Kostbarkeiten, das ist eine echte Kindheitserinnerung. Das habe ich jedes Mal genommen, wenn wir meine Großmutter in Berlin besucht haben und chinesisch essen gegangen sind. Am Ende waren wir damals sogar in genau diesem Laden hier, von der Lage her würde es passen."

„Seit dreißig Jahren Einrichtung und Karte nicht verändert. Man muss diese alten Berliner Restaurants einfach lieben", antwortete Falk, dessen Telefon im gleichen Moment klingelte.

„Sie haben den Mann identifiziert, der zusammen mit Sonja Heisig im Auto saß. Er heißt Dennis Matuschek, 53 Jahre alt, wohnt in Berlin, keine Vorstrafen. Er hat Medizin studiert, einen Facharzt in Neurologie, übt den Beruf aber offenbar nicht aus, er scheint gar nicht zu arbeiten, bezieht aber auch keine Arbeitslosenunterstützung oder Hartz IV. Das ist alles, was die Kollegen auf die Schnelle herausfinden konnten."

„Stefan Heisig hat ebenfalls einen Facharzt in Neurologie", überlegte Amaryllis sofort. „Und übt den Beruf ebenfalls nicht aus."

„Könnte Zufall sein", entgegnete Falk. „Oder meinst du, die beiden haben zusammen eine geheime Praxis, in der sie grauenvolle Experimente an unschuldigen Opfern machen?"

„Das du immer gleich so übertreiben musst", kritisierte Amaryllis ihn. „Ich meinte eher, dass sie sich vielleicht aus dem Studium kennen, damit hätten wir die Verbindung zwischen den beiden geklärt. Sie haben ungefähr das gleiche Alter, wohnen beide in Berlin, wäre doch möglich."

„Wir werden auf jeden Fall überprüfen, in welchem Verhältnis er zu den Heisigs stand oder steht. Noch wissen wir nicht, ob er überhaupt aus dem Koma wieder aufwacht."

Eine Kellnerin kam und stellte zwei silberne Wärmeplatten auf den Tisch, eine weitere Kellnerin wartete mit zwei großen Platten Essen hinter ihr.

„Ich sage dir, das ist so original 70er hier, das ist der

Hammer. Ich wusste gar nicht, dass es diese Wärmeplatten noch gibt", murmelte Falk. „Lass uns das Essen genießen und dann sehen wir, was wir zu Josef Heisig und diesem Dennis Matuschek rausfinden."

*

Hubert Neustädt wartete in ihrem Büro auf die beiden Kommissare. Der Leiter der Berliner Mordkommission wirkte schlecht gelaunt und sah wie üblich dank seiner roten Gesichtsfarbe leicht kränklich aus.

„Kaum ist man zwei Wochen im Urlaub, geht hier alles drunter und drüber", knurrte er.

„Gut sehen Sie aus. Haben Sie sich erholt?", strahlte Falk seinen Vorgesetzten an, der das Gesicht verzog.

„Wollen Sie mich auf den Arm nehmen? Am zweiten Ferientag habe ich gelesen, dass ein junges Mädchen in einem Berliner Krankenhaus ermordet wurde, da war der Urlaub ruiniert. Ich habe lieber gar nicht erst nachgefragt, wer den Fall übernommen hat, sonst hätte ich gleich abreisen können."

Er trommelte mit seinen Fingern ungeduldig auf die Tischplatte und seufzte. „Wenn ich Ihnen nicht Feuer unter dem Hintern mache, geht hier nichts voran. Diese ganze Abteilung lebt davon, dass ich mich abarbeite!"

Amaryllis überlegte, wie es sein konnte, dass der Mann bereits am ersten Arbeitstag nach seinem Urlaub so schlecht gelaunt war, während Falk ihren gemeinsamen Chef auf den neuesten Stand brachte. Er hatte kaum geendet, als Neustädt plötzlich die Augen zusammenkniff.

„Josef Heisig, der Name kommt mir bekannt vor. Irgendetwas klingelt da bei mir. Ich muss nur überlegen, was, könnte lange her sein."

Er stand mit etwas Mühe auf und ging zur Tür. „Ich erwarte ab sofort täglich Rapport, wie weit Sie gekommen sind. Jetzt ist Schluss mit dem Schlendrian."

Falk rollte mit den Augen, nachdem Neustädt die Tür hinter sich zugeknallt hatte. „Bei dem klingelt es nonstop im Hirn, anders ist diese ewige schlechte Laune nicht zu erklären."

Amaryllis antwortete ihm nicht, sondern tippte etwas in ihren Computer ein.

„Dennis Matuschek hat eine sehr informative Website für seine Praxis", ließ sie Falk wissen. „Er führt theoretisch die Praxis seines Vaters fort, praktisch ist diese allerdings dauerhaft geschlossen. Eine weitere Ähnlichkeit zum Lebenslauf von Stefan Heisig. Beide stammen aus Ärztefamilien oder genauer gesagt Neurologenfamilien. Findest du es nicht komisch, dass Heisig sich zwar die Mühe gemacht hat, den Facharzt zu machen, aber nicht auf dem Gebiet tätig geworden ist?"

„Findest du es nicht ebenso merkwürdig, dass du dich in der Idee festbeißt, dass DAS eine Verbindung sein könnte", brummte Falk schlechtgelaunt.

„Nein, finde ich überhaupt nicht!", erklärte Amaryllis und konnte einen gewissen Triumph in ihrer Stimme nicht unterdrücken. „Denn ich habe Franz Matuschek, den Vater von Dennis, ebenfalls gegoogelt und stell dir mal vor, der Mann hat eine private neurologische Klinik in Berlin im Ortsteil Lichterfelde geleitet."

„Oha. Mensch, damit wäre der Fall ja gelöst", machte Falk sich über seine Kollegin lustig, richtete sich aber in seinem Stuhl auf. „Also, raus damit, wo liegt die Verbindung? Irgendwas hat du gefunden."

„Allerdings. Rate mal, wer in der Klinik von Matuschek als

stellvertretender Leiter gearbeitet hat? Genau: Josef Heisig."

„Okay. Das ist ein bisschen zu viel Zufall", gestand Falk ein. „Gibt es die Klinik noch? Dann könnten wir dort sicher mehr erfahren."

„Wenn es sie gibt, operiert sie im Geheimen", witzelte Amaryllis. „Keine Webseite oder sonst irgendeinen Eintrag im Internet. Wir sollten Heisig fragen, was er über die Verbindung von Dennis Matuscheks Vater zu seinem Vater weiß."

„Theoretisch müsste Heisig einem leidtun, er hat innerhalb von Tagen Frau und Tochter auf grausame Weise verloren, und doch sehe ich ihn eher als Täter. Die Opferrolle nehme ich ihm nicht ab."

„Man kann ihm wirklich nicht vorwerfen, dass er die Opferrolle spielen würde", bestätigte Amaryllis. „Im Gegenteil, es ist seine unsympathische Art, die ihn wie ein Täter wirken lässt. Ich rufe ihn an und frage, was er über Matuschek weiß."

Nach mehreren Versuchen, Stefan Heisig über seine privaten Telefonnummern und in der Praxis zu erreichen, schüttelte sie den Kopf. „Er geht an kein Telefon. Merkwürdig. In der Praxis ist der Anrufbeantworter mittlerweile ausgeschaltet, heute Morgen lief er noch. Warum habe ich sofort ein schlechtes Gefühl?"

„Meinst du, er ist abgehauen?" Falk sah seine Kollegin zweifelnd an. „Vielleicht hat er einfach wieder eine Schlaftablette genommen?"

Amaryllis führte ein kurzes Telefonat und sah ihren Kollegen besorgt an. „Die Kollegen der Streife, die bei ihm vorbeifahren sollten, haben zweimal im Verlaufe des Vormittags bei Heisig geklingelt, er ist nicht zu Hause."

45.

Sämtliche Rollladen am Haus der Heisigs waren heruntergelassen, als Amaryllis ihr Auto auf dem Gehweg neben einem der Streifenwagen parkte.

„Mist. Wenn du mich fragst, hat Heisig sich aus dem Staub gemacht“, murmelte Falk. „Wahrscheinlich hat er seine Frau gezwungen, die Salzwasserlösung zu trinken und sein guter Kumpel Matuschek sollte die Leiche für ihn entsorgen, genau wie er ihm beim Mord an seiner eigenen Tochter Ella geholfen hat.“

„Und warum ist er in dem Fall nicht gleich in der Nacht geflohen, sondern hat am Tag nach dem Unfall und dem Tod seiner Frau seelenruhig mit uns gesprochen?“, fragte Amaryllis. „Nein, irgendetwas ist hier ganz faul. Ich hoffe nur, dass wir nicht die Leiche von Heisig im Haus finden.“

Falk nickte einem Beamten in Uniform zu, der an der Haustür stand. „Der Staatsanwalt war nicht sonderlich leicht zu überzeugen, einen Durchsuchungsbeschluss für das Haus von

Heisig auszustellen. Nach seinem Geschmack ist der Mann nicht lange genug verschwunden. Wollen wir hoffen, dass wir drinnen irgendetwas finden, was die Durchsuchung begründet. Sonst steigt uns der neue, noch schlechter gelaunte Neustädt aufs Dach."

„Verdammt, wir haben etwas übersehen", murmelte Amaryllis plötzlich, zog ihr Handy aus der Tasche und führte ein kurzes Telefonat.

„Ich habe mit Cem Güler telefoniert", erklärte sie ihrem Kollegen. „Mir ist gerade aufgefallen, dass die Villa gar nicht Stefan Heisig gehören kann, wenn sein Vater Josef enterbt wurde."

„Stimmt!", bestätigte Falk. „Und was sagt Cem, wie Heisig an das Haus gekommen ist? Sag jetzt bitte nicht, dass irgendeine Erbtante mit Salzwasserlösung umgebracht wurde, die an ihrem Todestag ihr Testament zugunsten von Stefan Heisig verändert hat."

„Heisig hat das Haus tatsächlich von seiner Tante Marianne überschrieben bekommen. Cem hat ebenfalls vermutet, dass da etwas nicht mit rechten Dingen zugegangen sein könnte. Marianne Heisig war nie verheiratet, hatte keine Kinder und sie hat sich ein lebenslanges Nießbrauchrecht für das Haus eintragen lassen. Soweit Cem feststellen konnte, hat sie mit den Heisigs bis zu ihrem Tod zusammengelebt. Irgendwie bin ich regelrecht erleichtert, dass die Art wie Heisig an das Haus gekommen ist, offenbar legal und harmlos war", seufzte Amaryllis.

Der Eingang der eleganten Villa wirkte wie bei den ersten Besuchen der beiden Kommissare gepflegt, nichts deutete darauf hin, dass in dem Haus etwas Ungewöhnliches passiert sein könnte. Falk und Amaryllis zogen ihre Waffen und gingen vorsichtig ins Wohnzimmer, während die anderen Beamten Küche und Gäste-WC sicherten.

„Heilige Scheiße“, entfuhr es Falk, als er in das Wohnzimmer trat.

Sämtliche Bilder waren von den Wänden entfernt, die Bücher aus den Regalen gezogen und achtlos auf die Erde geworfen worden.

„Da hat jemand nach einem Safe gesucht“, vermutete Amaryllis. „Hier im Wohnzimmer gibt es offenbar keinen, lass uns im Schlafzimmer nachschauen, ob dort einer ist. Dann im Arbeitszimmer, das wären die typischen Stellen, wo man so ein Ding einbaut. Er könnte natürlich auch an jeder anderen Stelle im Haus sein oder in der Praxis.“

Zwei Stunden später saßen die beiden Kommissare auf einer Bank im Garten der Heisigs und beobachteten, wie die Kollegen der Spurensicherung ihre Arbeit verrichteten.

„Kein Safe, kein Hinweis, dass Heisig geflüchtet sein könnte“, fasste Falk die Ergebnisse der bisherigen Durchsuchung des Hauses zusammen.

„Und keine Spuren oder Indizien, dass Heisig seiner Frau und seiner Tochter etwas angetan haben könnte“, ergänzte Amaryllis. „Er geht weiterhin nicht an sein Handy, wir sollten eine Fahndung nach ihm veranlassen. Ich wünschte, dieser Matuschek würde endlich vernehmbar sein, da würden wir einiges erfahren.“

„Oder auch nicht“, entgegnete Falk. „Wahrscheinlich ist er der Täter, war er derjenige, der Ella und ihre Mutter gezwungen hat, die Salzlösung zu trinken. Er wird einen Teufel tun und ein Geständnis ablegen, solange wir nur Indizien gegen ihn haben.“

„Was hat Matuschek mit der Familiengeschichte der Heisigs zu tun, dass er die Unterlagen über deren üble Vergangenheit verschwinden lassen wollte? Sollte er wider Erwarten nicht der Täter sein, welche Rolle spielte er dann beim Tod von Ella und Sonja Heisig", überlegte Amaryllis laut.

Die beiden Kommissare hingen eine Weile ihren Gedanken nach, obwohl es im Garten unangenehm kühl und ein leichter Wind aufgekommen war. Schließlich stand Amaryllis auf und zog ihren Mantel eng um ihren Körper.

„Lass uns ins Büro fahren. Hier können wir nichts mehr ausrichten, solange die Spurensicherung im Haus ist. Ich denke, wir sollten uns diese Klinik mal genauer anschauen, die die Väter von Heisig und Matuschek gemeinsam geleitet haben und vor allem die Familie Matuschek unter die Lupe nehmen. Am Ende liegt das Geheimnis, für das Dennis Matuschek vielleicht über Leichen gegangen ist, gar nicht bei den Heisigs, sondern in seiner eigenen Familie", schlug sie vor.

„Möglich", stimmte Falk ihr knapp zu. „Solange Stefan Heisig verschwunden ist, habe ich allerdings eine ganz andere Sorge: Hat Dennis Matuschek am Ende einen Komplizen, der Heisig in seine Gewalt gebracht hat?"

„Nach dem bisherigen Verlauf des Falles dürfte das das Todesurteil für Stefan Heisig sein", analysierte Amaryllis düster.

46.

Die Bürotür des Polizeipsychologen Dr. Sven Justus stand offen, ebenso wie die zwei Fenster des Raumes.

„Ich brauchte eine Runde frische Luft", erklärte Justus und machte sich daran, die Fenster wieder zu schließen. „Verdammt kalt geworden, ich verspüre bereits den ersten Drang, mich an einen Glühweinstand zu stellen."

Er ging zu seiner eleganten Kaffeemaschine und begann kommentarlos drei Kaffee zuzubereiten.

„Die Ärztin von Ella und ich sind erneut die Protokolle sämtlicher Therapien durchgegangen, die das Mädchen gemacht hat, außerdem hat Dr. Freud mit den restlichen Patienten der Station gesprochen."

Der Psychologe stellte zwei Tassen mit Kaffee vor seine Kollegen und lächelte dabei.

„Entweder ihr habt den Fall dank eines Hinweises in den Gesprächsnotizen tatsächlich gelöst, oder", Falk machte eine bedeutungsvolle Pause. „Oder du bist frisch verknallt. Den Glow, den du hast, den gibt es sonst nur in den Werbeversprechungen großer Kosmetikkonzerne oder bei pubertierenden Teenager-Mädchen, wenn sie ihren Traumtyp zufällig in der U-Bahn treffen. Und glaub mir, ich weiß, wovon ich rede, ich habe drei dieser Exemplare zu Hause."

„Es könnte sein, dass Smilla und ich uns etwas nähergekommen sind", gab Sven erstaunlich offen zu.

„Ernsthaft", fragte Falk verblüfft nach.

„Mal schauen", antwortete Sven nun deutlicher zurückhaltender, und es war klar, dass er entschieden hatte, lieber doch nicht über seine neue Liebe zu sprechen. „Wir haben auf jeden Fall einige interessante Entdeckungen gemacht."

Er setzte sich in seinen Bürostuhl und trank einen Schluck Kaffee, bevor er sprach. „Ella war extrem zurückhaltend auf der Station. Die Jugendlichen, die dort sind, haben alle unterschiedliche Probleme. Essstörungen, Phobien, Ticks, Depressionen. Außenstehende nehmen oft an, dass psychisch auffällige Teenager keinen Spaß haben oder aggressiv sind. Das stimmt natürlich nicht. Viele der Kinder auf der Station schließen Freundschaften, die auch über den Klinikaufenthalt hinaus Bestand haben. Ella dagegen hat sich ganz bewusst aus dem sozialen Gefüge herausgenommen. Ihre Zimmernachbarin hat es als extrem frustrierend empfunden, dass sie zwar über Wochen zusammengelebt haben, sie aber keinerlei Zugang zu Ella gefunden hat. Allerdings hat das Mädchen Bruchstücke einiger Telefonate mitgehört, die Ella geführt hat. Meistens ist sie zufällig ins Zimmer gekommen, wenn Ella am Handy war. Für gewöhnlich hat diese das Gespräch dann sofort beendet. Die Kinder haben auf der Station nur begrenzt Zugang zu elektronischen Medien, Ella hat sich offenbar mit ihrem Handy immer zurückgezogen, damit ihr niemand zuhört, wenn sie telefoniert."

„Und?", fragte Falk gespannt.

„An einem Abend, kurz bevor sie umgebracht wurde, schien Ella sich sehr aufgeregt zu haben. Sie hat so laut gesprochen, dass Kira sie bereits auf dem Flur hören konnte, was ungewöhnlich war, da Ella, wie bereits gesagt, sehr zurückhaltend war und wenn überhaupt, dann leise gesprochen hat. ‚Sie sind hier, sie haben mich gefunden. Es ist nicht mehr sicher', waren ihre Worte in dem Moment, als Kira den Raum betreten hat. Ella hatte regelrechte Panik in den Augen."

„Verdammt, warum hat das Mädchen das erst jetzt erzählt", ärgerte sich Falk.

„Kira hat eine schwere Essstörung, wird seit Monaten über eine Magensonde ernährt", versuchte Sven Justus zu erklären. „Die Jugendlichen auf der Station sind zwar zum großen Teil freiwillig dort, aber einige Kinder eben nicht. Ich denke, es ist so eine Art ungeschriebenes Gesetz, dass man sich gegenseitig nicht bei den Pflegern oder Ärzten verrät, wenn jemand einen Rückfall hat oder etwas Auffälliges macht. Kira hat angenommen, dass Ella eine Art Panikattacke hatte und wollte sie nicht verpetzen."

„Verständlich, woher sollte sie auch ahnen, dass Ella ermordet werden würde", sagte Amaryllis und stand auf. „Damit dürfte wohl klar sein, wer die vermeintlichen Eltern von Ella gewesen sind, die wir am Morgen ihres Todes gesehen haben."

47.

März 1992

„Was hast du getan?“

Helga zitterte, obwohl sie eine Decke über ihren Knien hatte und es warm in dem Zimmer war, wo sie am Fenster gesessen und den Zeitungsartikel gelesen hatte, den ihr Sohn Josef ihr gegeben hatte.

„Hat unsere Familie nicht genug Schaden angerichtet?“

Mit Mühe drehte Helga an den Rädern ihres Rollstuhles, um ihn so zu positionieren, dass sie ihrem ältesten Sohn ins Gesicht sehen konnte. Dabei sah sie sich selber einen kurzen Moment in dem Spiegel, der an der Wand hing. Eine alte Frau mit weißen kurzen Haaren und unzähligen Falten im Gesicht, deren Körper klein und zerbrechlich, wie der eines Kindes wirkte. Der Krebs war weit fortgeschritten, sie wusste schon lange, dass ihr nicht mehr als ein paar Monate, vielleicht ein Jahr bleiben würden.

Sie betrachtete das Gesicht ihres Sohnes, der seinem Vater

Albert so ähnlich sah und so ähnlich war. In Josefs Augen war keine Spur von Reue zu sehen, im Gegenteil, sie kannte ihren Sohn gut genug, um zu wissen, dass er sich ungerecht behandelt fühlte, sich im Recht sah.

„Die Polizei wird nichts finden, dafür habe ich gesorgt", erklärte Josef.

Er klingt verbittert, als habe ihm jemand etwas weggenommen, dachte Helga ungläubig. *Wie kann dieser Mensch mein Sohn sein?*

„Was willst du von mir?", fragte sie und war froh, dass ihre Stimme kalt klang.

„Ich brauche Geld", antwortete Josef knapp. „Ich habe die Spuren beseitigt, doch so ein bescheuerter kleiner Hanswurst hat Überstunden gemacht und sich gefragt, was ich abends im Büro mache. Er will 50.000 Euro, sonst geht er zur Polizei."

„Wäre das so schlimm?" Helga fixierte ihren Blick auf die Augen ihres Sohnes, die das gleiche Stahlblau hatten wie die seines Vaters.

Josef hielt ihrem Blick mühelos stand.

„Ja, das wäre so schlimm." Ihr Sohn lachte höhnisch. Seine dunklen Haare begannen sich grau zu färben und sein aufgedunsenes Gesicht und Körper verrieten, dass er zu viel und zu fett aß und dem Alkohol mehr zusprach, als es ihm guttat. „Vergiss nicht, dass du auch mit drinsteckst. Du hast gewusst, was Vater damals getan hat, hast jahrzehntelang in dem Haus gewohnt, das ihr beide euren angeblich besten Freunden abgeluchst habt. Willst du, dass die alten Geschichten alle ans Licht kommen? Das würde ein Fest für die Presse. Eine alte süße Millionärs-Oma, die sich als skrupellose Nazibraut herausstellt."

Helga senkte den Blick. Sie hatte gewusst, dass die Vergangenheit sie einholen würde, irgendwann, irgendwie. Dass es ausgerechnet ihr Sohn sein würde, der diesen schmutzigen Teil ihres Lebens an die Öffentlichkeit ziehen wollte, überraschte sie nicht. Josef war in allen Bereichen ein Ebenbild seines Vaters. Gut aussehend, klug, böse und voller Verachtung für seine Mitmenschen.

„Du kannst gerne an die Presse gehen und meine Geschichte erzählen. Ich habe Buße getan, dafür dass ich deinen Vater nicht aufgehalten und Elvira nicht sofort die Wahrheit gesagt habe. Ich bin jahrelang jede Nacht aufgewacht aus Scham für das, was ich getan habe. Irgendwann habe ich es nicht mehr ausgehalten. Ich habe Elvira die Wahrheit erzählt und ihr angeboten, ihr das Haus zurück zu geben."

„Du lügst!", fuhr Josef sie so laut an, dass sie zusammenzuckte.

„Nein, wir können gerne zu Elvira gehen und sie fragen, sie wird es dir bestätigen. Sie ist ein guter Mensch im Gegensatz zu dir und deinem Vater. Sie wusste längst, was wir getan hatten, als ich es ihr gebeichtet habe. Sie hat nach dem Krieg Nachforschungen angestellt und herausgefunden, dass dein Vater Gottfried an die Nazis verraten hat."

„Ich glaube dir kein Wort! Elvira sitzt zwei Zimmer neben dir, ihr seht euch jeden Tag. Du hast ihr Leben zerstört, das kann sie dir nicht verziehen haben."

„Ich habe mich schuldig gemacht, weil ich geschwiegen habe, das stimmt. Nachdem ich Elvira alles erzählt habe, hat sie mir verziehen. ‚Du empfindest Schuld, Reue und stehst zu deinem Fehler, wenn auch spät. Das reicht mir. Ich habe beschlossen, die Vergangenheit ruhen zu lassen. Dabei wollen wir es belassen', hat sie zu mir gesagt."

Helga drehte ihren Rollstuhl erneut, diesmal so, dass sie wieder aus dem Fenster der Seniorenresidenz schauen konnte, in der sie seit einigen Jahren lebte. Es war Elviras Idee gewesen, dass sie ihren Lebensabend in dem gleichen Heim verbringen könnten.

„Wir haben so viel zusammen erlebt, durchlitten, nicht mal der Verrat von Albert hat unsere Freundschaft zerstört, wir sollten unsere letzten Jahre gemeinsam und in Ruhe verbringen“, hatte sie gesagt.

„Unsere Familie wird in den Schmutz gezogen! Denk doch mal an deine Enkelkinder!“ Josef hatte seine Worte fast geschrien.

„Ich denke an meine Enkelkinder“, erklärte Helga ruhig. „Sie haben sich nichts zuschulden kommen lassen. Genauso sollen sie aufwachsen. Ich weiß, wie es ist, sich für den Fehler eines anderen jahrelang schuldig zu fühlen. Das werde ich ihnen ersparen. Sie werden nicht für deine Fehler, deinen Hass bezahlen, wenn du zu dem stehst, was du getan hast. Du hast dich doch so im Recht gefühlt, als du deine perversen Experimente an diesen armen Menschen durchgeführt hast, dann stehe auch dazu und geh ins Gefängnis, wo du hingehörst. Von mir bekommst du keinen Pfennig!“

„Das werden wir ja sehen!“, schrie Josef und drehte den Rollstuhl seiner Mutter um, so dass sie ihn ansehen musste, doch Helga hatte keine Angst.

„Das werden wir allerdings“, sagte sie leise. „Du kannst mich umbringen und es wie einen Unfall aussehen lassen. Ich habe ein Testament gemacht, du wirst nicht mehr als den Pflichtteil herausholen, und der ist gering, da ich fast alles bereits verschenkt oder überschrieben habe.“

Josef sah seine Mutter fassungslos an, dann schlug er ihr mit der Hand so fest ins Gesicht, dass ihr Rollstuhl bedenklich wackelte.

„Du widerliche alte Hexe! Du weißt nicht, was du tust. Die ganze Sache ist so viel größer, als Elvira und du in euren kleinen Frauenhirnen verstehen könnt. Da sind Mächte involviert, die uns alle umbringen können."

Es waren die letzten Worte, die Helga von ihrem Sohn in ihrem Leben hören sollte.

48.

Die Mauer war aus Stein und mindestens 2,50 Meter hoch, das große Tor aus massivem Metall. Es war unmöglich, einen Blick auf das Gebäude dahinter zu werfen oder auch nur zu erahnen, wie groß das Grundstück sein könnte. Eine Gegensprechanlage mit Kamera, aber ohne Namensschild vervollständigte die Anonymität.

„So stellt man sich den Stammsitz einer Industriellenfamilie vor, nicht das Privathaus eines Neurologen, dessen Familie ein Privatkrankenhaus in die Pleite getrieben hat", bemerkte Falk und drückte auf die Klingel.

„Schau mal, dahinten." Amaryllis deutete auf ein Stück der Mauer, das gerade noch von ihrem Standpunkt aus zu sehen war. „Sieht ganz so aus, als wären die Matuscheks Ziel der Bewegung zur Enteignung der Grunewald-Bonzen geworden."

Bonzen raus, Sozialwohnungen rein!, war mit roter Farbe auf die Mauer gesprüht worden.

„Merkwürdig, dass sie das nicht haben sofort entfernen

lassen, der Rest der Mauer ist tipptopp gepflegt“, wunderte sich Amaryllis.

„Die mussten ein paar Leute umbringen, da hatten sie keine Zeit, sich mit Eimer und Lappen an ihre Mauer zu stellen“, antwortete Falk ironisch.

„Ja, bitte?“, meldete sich im gleichen Moment eine Frauenstimme durch die Gegensprechanlage.

„Mordkommission. Hauptkommissare Winter und von Heeren. Wir haben vor ein paar Minuten telefoniert“, meldete Falk sich und seine Kollegin an.

„Fahren Sie mit dem Auto bis zur Eingangstür, ich öffne Ihnen“, wies die Stimme an, ein Summen ertönte und das Tor ging langsam auf.

„Huch“, entfuhr es Falk beim Anblick des parkähnlichen Grundstücks. „Man kann das Haus vom Tor aus nicht mal sehen.“

Die beiden Kommissare hatten vorgehabt, zum Eingang zu laufen, überlegten nun kurz und setzten sich dann in Bewegung.

„Zu spät, das Auto zu holen, hoffentlich ist das kein Fehler“, murmelte Amaryllis, während sie über eine Auffahrt aus hellem Kies liefen, der unter ihren Schuhen knirschte.

Die Villa, die sich nach einem kurzen Marsch vor ihren Augen auftat, war ein prunkvolles weißes Gebäude mit vielen Erkern, Verzierungen und kleinen Türmen.

„Dürfte das Jagdschloss von irgendeinem Ritter anno dazumal gewesen sein“, vermutete Falk. „Allein die Instandhaltung muss ein Vermögen kosten. Matuscheks müssen sehr reich geerbt haben. Selbst mit der florierendsten Privatpraxis kannst du als Arzt nicht so viel verdienen und Matuschek hat es offenbar nicht mal nötig zu praktizieren.“

Die doppelflüglige Haustür aus Eichenholz war wie

angekündigt bereits geöffnet und eine ältere Dame in einem eleganten cremefarbenen Kostüm stand lächelnd im Rahmen.

„Ich bin Aurora Matuschek, die Mutter von Dennis“, stellte sie sich vor. „Was für ein schrecklicher Unfall. Ich habe eben mit dem Krankenhaus telefoniert, es gibt leider keine Neuigkeiten.“

Amaryllis wunderte sich, ob die Frau eine gute Schauspielerin war oder wirklich keine Ahnung hatte, dass ihr Sohn neben einer Toten im Auto gesessen hatte, als der Unfall geschehen war. Sie warf Falk einen Blick zu, der leicht irritiert mit dem Kopf nickte, um seiner Kollegin anzuzeigen, dass er den Auftritt der Frau ebenfalls merkwürdig fand.

„Frau Matuschek, wir würden gerne mit ihrer Schwiegertochter Bianca sprechen“, nannte Amaryllis den Grund ihres Kommens, doch Aurora Matuschek schüttelte den Kopf.

„Bianca ist leider nicht hier. Sie ist einkaufen gefahren, bevor sie am Nachmittag wieder zu Dennis ins Krankenhaus geht. Die Arme steht vollkommen unter Schock, wie Sie sich vorstellen können.“

Aurora Matuschek war eine selbstsichere Frau, die Amaryllis auf Mitte siebzig schätzte. Sie war schlank, hatte dunkelbraune Haare, die glänzten, als seien sie gerade frisch gefärbt worden. Sie hatte trotz ihres Alters einen ebenmäßigen Teint, der nicht viel Make-up brauchte. Die Kommissarin vermutete, dass sie Italienerin war, da sie mit einem leicht südländischen Akzent sprach.

„Vielleicht können Sie uns weiterhelfen“, sagte Falk mit einem charmanten Lächeln, das von Frau Matuschek allerdings nicht erwidert wurde.

„Haben Sie eine Vorstellung, was Ihr Sohn und Ihre

Schwiegertochter am Morgen des 15. im Augustus-Klinikum wollten?"

„Leider nein. Ich wüsste gar nicht, was die beiden dort überhaupt zu suchen gehabt hätten."

Die Antwort kam für Amaryllis' Geschmack etwas zu schnell.

Sie hat nicht mal gefragt, in welchem Augustus die beiden gewesen sein sollen, überlegte sie. *Es gibt immerhin drei große Standorte der Augustus-Kliniken in Berlin Wilmersdorf, Pankow und im Wedding.*

„Ihr Sohn wurde von einem der Pförtner eindeutig identifiziert."

Amaryllis hatte betont unbeteiligt gesprochen, damit die Zeugin nicht bemerkte, dass sie bluffte. Bislang hatte niemand Dennis Matuschek als Besucher auf dem Krankenhausgelände identifiziert, aber die Kommissare hatten sich im Vorfeld zu diesem Vorgehen entschlossen, um die Ermittlungen endlich voranzutreiben.

„Das ist sicher eine Verwechslung. Da laufen täglich hunderte Menschen rein und raus in so einem Krankenhaus."

„Der Pförtner ist sich absolut sicher, Ihren Sohn nicht nur an dem Morgen, sondern auch an anderen Tagen gesehen zu haben, wie er auf das Krankenhausgelände gegangen ist. Das Gleiche gilt für Ihre Schwiegertochter. Wir haben ein Foto der beiden aus dem Internet mehreren Zeugen gezeigt, alle haben sie eindeutig identifiziert."

„Vielleicht hatte Dennis einen Patienten dort. Ich bin leider über die Details der Arbeit meines Sohnes und seiner Frau selten informiert. Außerdem, das Internet ist keine zuverlässige Quelle, wer weiß, ob das Foto wirklich von Dennis und Bianca ist. Sollte die Polizei da nicht vorsichtiger sein?"

Es war der Mutter von Dennis Matuschek nicht

anzumerken, ob sie aufgeregt war, sie lächelte nach wie vor unverbindlich. Doch ein leichtes Zucken ihrer Augenbrauen ließ Amaryllis vermuten, dass sie log und sich von den Fragen der Polizei immer bedrängter fühlte.

„Warum sind Sie heute hier? Oder haben Sie Ihren Wohnsitz im Haus Ihres Sohnes?", hakte Amaryllis nach, was ihr einen überheblichen Blick der Frau einbrachte.

„Was denken Sie, warum ich hier bin? Mein Dennis hatte einen furchtbaren Unfall, liegt im Koma. Ich unterstütze meine Schwiegertochter moralisch."

„Ihre Schwiegertochter, die in aller Ruhe einkaufen gefahren ist?", bemerkte Falk kritisch. „Wenn meine Ehefrau in einen Unfall verwickelt wäre, bei dem neben ihr eine Tote im Auto saß, würde ich nicht einkaufen fahren."

Er sah Aurora Matuschek mit einem seiner arroganten Blicke an, die er für Zeugen reserviert hatte, die ihm auf die Nerven gingen und die für gewöhnlich ihre Wirkung nicht verfehlten. Doch die Mutter von Dennis Matuschek zog nur die Augenbrauen hoch und zuckte mit den Schultern.

„Jeder Mensch reagiert anders. Bianca ist nicht hier, mehr weiß ich auch nicht", erklärte sie lapidar. „Kann ich sonst noch etwas für Sie tun."

„Allerdings!" Falk musterte die Frau von oben bis unten, als wolle er ihr sagen, dass er schon lange könne, was sie konnte. „Ihr Ehemann Franz Matuschek war Leiter der Memroy-Klinik in Lichterfelde und hat eng mit Josef Heisig zusammengearbeitet. Was können Sie uns über das Verhältnis der beiden Männer sagen?"

Amaryllis kam zu der Überzeugung, dass Aurora Matuschek eine großartige Schauspielerin war, da sie bei der Frage nach ihrem Ehemann keinerlei Reaktion zeigte und schlicht antwortete: „Franz hat Beruf und Privates strikt getrennt. Tut mir leid.“

Das Zittern ihres linken Beines verriet jedoch, dass Falk ins Schwarze getroffen hatte.

49.

Die beiden Kommissare standen unschlüssig im Eingangsbereich der mondänen Villa der Matuscheks in Dahlem. Amaryllis beobachtete ihren Kollegen von der Seite und überlegte, was sie als Nächstes tun sollten. Es war klar, dass Aurora Matuschek nicht gewillt war, bei den Ermittlungen zu helfen. Es blieb die Frage, was sie wirklich wusste und ob sie sich unter Umständen selber belastete. Die Tatsache, dass sie sich weigerte, den genauen Aufenthaltsort ihrer Schwiegertochter preiszugeben, sprach allerdings für sich.

„Wir werden einen Durchsuchungsbeschluss für das Haus Ihres Sohnes beantragen, es dürfte nicht länger als eine Stunde dauern, bis wir den Beschluss haben. Die Tatsache, dass Ihre Schwiegertochter so plötzlich verschwunden ist, wird uns sehr helfen, die Staatsanwaltschaft zu überzeugen“, lächelte Falk die Frau an, die weiterhin ungerührt wirkte, ihren Blick jedoch starr auf eines der Bilder an der Wand fixiert hatte, anstatt die

Kommissare anzuschauen.

„Tun Sie, was Sie nicht lassen können“, sagte sie mit gepresster Stimme. „Dürfte ich Sie bitten, das Haus zu verlassen, bis Sie Ihren Durchsuchungsbeschluss haben?“

„Natürlich.“ Amaryllis wusste, dass das Lächeln in Falks Gesicht gefährlich war und er kurz vor dem Platzen stand.

Sie machte eine beruhigende Geste in seine Richtung. „Wie wäre es, wenn du bei der Staatsanwaltschaft anrufst, und ich nehme in der Zeit die Personalien von Frau Matuschek auf, dann hätten wir das bereits erledigt.“

Wenige Minuten später trat sie vor die Haustür, wo Falk bereits auf sie wartete.

„Wetten, sie ruft sofort ihre Schwiegertochter an und warnt sie, dass wir ihnen auf der Spur sind?“, klagte Falk. „Verfluchter Mist, ich gehe da jetzt wieder rein. Wir haben einen begründeten Verdacht gegen die Familie Matuschek, das muss reichen! Ich nehme sie weder fest, noch muss sie mit mir sprechen. Ich stehe einfach nur da rum, bis der Staatsanwalt seinen faulen Hintern hochgekriegt und den Beschluss ausgestellt hat. Wer weiß, welche Beweise die Alte gerade vernichtet.“

„Kannst du machen, wird aber nicht viel nutzen. Bianca Matuschek hat sich wahrscheinlich aus dem Staub gemacht, wenn es Beweise im Haus der Matuscheks gab, wird sie die mitgenommen haben“, befürchtete Amaryllis. „Ich rufe gleich die beiden Kollegen an, die wir beauftragt haben, alles über die Pleite der Memory-Klinik herauszufinden. Irgendwo muss es eine Verbindung zwischen Matuscheks und Heisigs geben, die weit über das hinausgeht, was wir bislang wissen.“

Sie hatte den Anruf gerade beendet, als ihr Handy klingelte.

„Neustädt!“, sagte sie erstaunt zu ihrem Kollegen. „Der ruft doch nie an, sondern lauert einem im Büro auf, um seine schlechte Laune loszuwerden.“

Falk schnitt eine Grimasse, während Amaryllis mit ihrem gemeinsamen Vorgesetzten telefonierte, ging dann zu einem der Fenster neben der Eingangstür und schaute in das Haus.

„Aurora sitzt mit einem Kaffee auf dem Sofa und sieht ziemlich zufrieden aus“, teilte er Amaryllis mit, nachdem diese das Gespräch mit Neustädt beendet hatte. „Was wollte der alte Wüterich denn?“

„Ob du es glaubst oder nicht, Hubert Neustädt, unser Chef, ist gerade zum Zeugen in unserem Fall geworden.“

50.

Hubert Neustädt stieg mit Mühe aus, nachdem er seine Limousine langsam und übervorsichtig in eine sehr große Parklücke manövriert hatte.

„Er kann einem fast ein bisschen leidtun. Er wird langsam echt alt, schade, dass so gar keine Altersmilde bei ihm einsetzt“, kommentierte Falk, während ihr Chef auf die beiden Kommissare zuging.

Es war Hubert Neustädts Idee gewesen, ebenfalls zur Villa der Matuscheks zu kommen. Amaryllis und Falk hatten sich bemüht, sich ihre Überraschung nicht anmerken zu lassen, da es für den Leiter einer Mordkommission generell unüblich war, selber vor Ort zu ermitteln, im Falle von Neustädt war es seit Jahren nicht mehr vorgekommen.

Neustädt trug einen grauen Lodenmantel, der leicht über seinem Bauch spannte, was seine deutliche Gewichtszunahme in den vergangenen Jahren veranschaulichte. Sein Gesicht hatte wie so oft eine ungesunde rote Farbe und er war trotz der wenigen Meter, die er gelaufen war, leicht außer Atem.

„Wo haben die die Kohle her?“, blaffte er mit einem Blick auf die Villa der Familie Matuschek. „Die haben die Klinik damals mit voller Kraft gegen die Wand gefahren, die Pleite war legendär. Die müssen sich vorher ordentlich bedient haben.“

„Das könnte gut sein“, gab Falk ihm recht. „Nach allem, was wir bislang wissen, hat Helga Heisig ihren Sohn Josef von ihrer üppigen Erbschaft, so gut es ging, ausgeschlossen und Franz Matuschek kam aus eher ärmlichen Verhältnissen. Beide haben nicht reich geheiratet. Sie haben die Memory-Klinik aus eigener Kraft aufgebaut und zu einem zumindest zeitweise lukrativen Zentrum für Schönheitsoperationen gemacht.“

„Bianca Matuschek hat als Sprechstundenhilfe in der Praxis ihres Ehemannes gearbeitet, als der aktiv praktiziert hat. Auch sie hat, soweit wir wissen, nicht geerbt oder im Lotto gewonnen. Es ist also tatsächlich erstaunlich, wie die Familie sich einen derartigen Lebensstil leisten kann“, fügte Amaryllis an, die ebenso wie ihr Kollege bemüht war, die wie der berühmte Elefant im Raum stehende Frage zu vermeiden.

Neustädt sah nacheinander beide Kommissare durchdringend an und schnaubte verächtlich. „Sie trauen sich beide nicht zu fragen, was ich in meiner Jugend in einer Schönheitsklinik zu suchen hatte, oder?“

„So ist es.“ Falks Antwort klang leicht gezwungen und Amaryllis war sich sicher, dass dies daran lag, dass ihr Kollege nur mit Mühe ein Lachen unterdrücken konnte und sich gerade ausmalte, was Hubert Neustädt alles hatte operieren lassen.

„In meiner Familie väterlicherseits gibt es einen Hang zu X-Beinen. Stark ausgeprägten X-Beinen“, erklärte ihr Chef wichtig und machte ein ernstes Gesicht. „Ein medizinisches Problem, das bis heute nicht ausreichend Anerkennung findet und von

Krankenkassen und Ärzten abgetan wird. Meine Mutter hat mich deshalb in der Memory-Klinik angemeldet. Ich habe in einem Ordner die gesamten Unterlagen von damals gefunden. Es war Josef Heisig, der mich operiert hat."

„Sie kannten den Mann?", rief Falk verwundert aus.

„Jetzt ist Ihnen das Lachen über Ihren alten Chef vergangen, was!", knurrte Neustädt zufrieden. „Ja, ich kannte den Mann, aber wie Sie sich vorstellen können, habe ich nur eine vage Erinnerung an einen Arzt, der mich vor gut vierzig Jahren operiert hat." Er machte eine kurze Pause, um seinen nächsten Worten mehr Bedeutung zu geben. „Was ich allerdings weiß, ist, dass meine Mutter mehrfach gesagt hat, irgendetwas stimme in der Klinik nicht und sie mehr als froh war, als ich das Krankenhaus verlassen konnte. Für die Nachuntersuchungen hat sie mich zu einem anderen Arzt gebracht."

Amaryllis und Falk sahen ihren Vorgesetzten erwartungsvoll an, doch er schwieg.

„Wissen Sie, was Ihre Mutter gedacht hatte, was nicht stimmen könnte in der Klinik", fragte Falk schließlich nach.

„Meine Mutter hat Tagebuch geführt. Die Dinger liegen seit Jahren bei mir im Keller rum. Ich habe die vergangene Nacht damit verbracht, in ihren Erinnerungen zu schnüffeln, keine schöne Aufgabe", sagte Neustädt und Amaryllis war erstaunt, wie emotional ihr sonst so unnahbarer Chef bei der Erinnerung an seine Mutter erschien.

„Sie hat die meiste Zeit natürlich über meine Operation geschrieben und die Fortschritte, die ich gemacht habe. Ich muss zugeben, dass meine Mutter keine geborene Schriftstellerin ist, vieles liest sich extrem langatmig, sie hat kein Detail ausgelassen. Aber vielleicht ist das unser Glück", berichtete Neustädt. „Sie schreibt von einem Jungen, den sie mehrfach in der Klinik gesehen hat, offenbar war das Kind schwerbehindert und saß im Rollstuhl. Sie hat sich mit ihm ein paar Mal unterhalten, leider scheint er auch geistig zumindest leicht behindert gewesen zu sein. Kurz vor meiner Entlassung hat sie notiert. ‚Thomas ist verschwunden. Er hätte mir doch gesagt, wenn er entlassen würde. Ich habe eine Schwester nach ihm gefragt, die meinte, er sei verlegt worden, was immer das heißt. Was für ein merkwürdiges Krankenhaus, wo die Patienten einfach verschwinden'."

51.

„Es wurden Fingerabdrücke und DNA von Stefan Heisig, Sonja Heisig und Elisabeth Heisig im Haus der Matuscheks gefunden, das war es dann aber leider auch schon.“

Es war früher Abend und Tobias Rohl war auf dem Weg nach Hause bei Amaryllis und Falk im Büro vorbeigekommen, um ihnen die Resultate der Durchsuchung mitzuteilen.

„Was soll das heißen, das war es schon?“, fragte Falk nach. „Sonst habt ihr nichts gefunden?“

„Nichts, was sich in irgendeiner Form mit eurem Fall in Verbindung bringen ließe.“

„Wo habt ihr die DNA-Spuren gefunden?“, erkundigte sich Amaryllis.

„Allesamt im Wohn- und Eingangsbereich, was zu der Aussage von Aurora Matuschek passen würde, dass die beiden Familien befreundet waren, sich gelegentlich gegenseitig zum Essen eingeladen haben“, antwortete Tobias.

„Bianca Matuschek ist weiterhin verschwunden, hat ihren Mann heute nicht wie sonst im Krankenhaus besucht.“ Amaryllis stand auf und ging zum Fenster. „Spazierengehen wird sie bei dem Wetter nicht, es regnet seit Mittag in Strömen und ist schon wieder sehr windig.“

„Habt ihr die Frau zur Fahndung ausgeschrieben?“, wollte der Leiter der Spurensicherung wissen.

„Ja, mehr können wir derzeit nicht tun. Es wird aktiv nach Stefan Heisig und Bianca Matuschek gesucht, Cem Güler überprüft jedes Konto, das Mitglieder beider Familien jemals hatten, und wir wälzen uns durch die alten Akten, die es zur Pleite des Memory-Krankenhauses gibt“, klärte Falk ihn auf. „So viel ist bereits klar, medizinisch mögen Heisig und Matuschek Senior was draufgehabt haben, betriebswirtschaftlich waren die beiden Nullen und haben sich auch niemanden mit ins Boot geholt, der etwas von Geld oder Zahlen verstanden hat. Man könnte fast auf die Idee kommen, die beiden hätten ihre gut gehende Klinik bewusst gegen die Wand gefahren.“

„Was ist mit der Geschichte von Neustädts Mutter? Ganz merkwürdige Nummer, oder? Der Chef der Berliner Mordkommission liest nachts die Tagebücher seiner Mutter, in denen die über das angebliche Verschwinden von Patienten in einer Schönheitsklinik lamentiert, in der ihr Sohn sich die X-Beine begradigen lässt.“ Tobias schüttelten den Kopf und lachte. „Ich warte die ganze Zeit darauf, dass ihr loslacht und mir erzählt, dass ihr mich auf den Arm genommen habt.“

„So witzig ist das gar nicht“, sagte Amaryllis. „Bislang ist das Ganze sehr vage, aber der Vater von Josef Heisig hat vor dem Zweiten Weltkrieg offenbar bevorzugt Homosexuelle und Behinderte an die Nazis verraten. Er hat dabei weder vor seinem vermeintlich besten Freund noch vor der geistig behinderten Tochter seines Bruders Halt gemacht."

„Und deswegen hat sein Sohn in seiner eigenen Klinik Jahre später behinderte Patienten verschwinden lassen?", fragte Tobias erstaunt. „Klingt ziemlich haarsträubend für mich."

„Stimmt", gab Amaryllis zu. „Aber Josef ist von seiner Mutter quasi enterbt worden, sie hat eine Menge Geld vernichtet, damit er so wenig wie möglich über den ihm zustehenden Pflichtteil hinaus erbt. Pikanterweise war die größte Nutznießerin des Geldes Elvira Cassel, die Frau des besten Freundes, den Albert Heisig verraten hat. Dazu die Einträge in den Tagebüchern von Neustädts Mutter. Wie gesagt, es ist eine vage Idee, aber irgendwo gibt es da einen Zusammenhang. Und dieser Zusammenhang hat mit dem Tod von Ella und Sonja Heisig zu tun."

52.

Christel Neustädt lebte seit einigen Jahren in einer Berliner Seniorenresidenz, die direkt neben einem kleinen Park mit See gelegen war. Die zierliche alte Dame wartete auf ihre Besucher auf einer der Parkbänke, sie trug einen dicken Mantel, Handschuhe, eine Wollmütze und hatte eine Decke über den Beinen. Eine Pflegerin saß neben ihr und las ihr aus einem Buch vor.

„Frau Neustädt besteht darauf, so viel Zeit wie möglich an der frischen Luft zu verbringen. Solange es nicht hagelt, stürmt oder schneit, ist es unmöglich, sie von ihrer täglichen Stunde im Freien abzuhalten", lächelte die Pflegerin, nachdem die beiden Kommissare sich vorgestellt hatten. „Ich lasse Sie mal lieber allein", sagte die Frau und stand auf.

„So schade, dass mein Hubertchen nicht mitgekommen ist", seufzte Frau Neustädt. „Er ist immer so schrecklich professionell und natürlich sehe ich ein, dass er seine Mutter nicht als Zeugin befragen kann. Gott sei Dank ist er ein guter

Sohn und kommt mich jedes Wochenende besuchen, ich will mich also nicht beschweren."

Amaryllis sah ihren Kollegen bei der Vorstellung feixen, dass ihr cholerischer Chef jeden Sonntag mit seiner Mutter auf einer Parkbank saß, doch Falk lächelte freundlich, während er antwortete. „Wir könnten uns keinen besseren Chef als Ihren Sohn vorstellen", was ein Lachen bei Frau Neustädt auslöste.

„Mein Hubertchen ist ein alter Miesepeter, glauben Sie nicht, dass ich das nicht weiß." Sie kicherte leise. „Er hat mich vorhin extra angerufen und mich ermahnt, dass ich bloß nichts Schlechtes über ihn sage."

Sie klopfte auf die Bank. „Setzen Sie sich doch, Sie werden mich kaum im Stehen vernehmen wollen. Da hat man einen Sohn bei der Polizei und muss über neunzig werden, bis man das erste Mal verhört wird. Ich dachte schon, ich müsse unverhört ins Grab steigen."

Sie lachte erneut und Amaryllis wunderte sich, wie diese zierliche, freundliche gutgelaunte Frau einen Sohn wie Hubert Neustädt hatte gebären und großziehen können.

„Frau Neustädt, Sie waren mit Ihrem Sohn damals in der Memory-Klinik in Berlin-Lichterfelde in Behandlung, ist das korrekt?"

„Ja, das stimmt. Hubertchen hat die X-Beine seines Vaters geerbt und glauben Sie mir, wenn ich X-Beine sage, dann meine ich X-Beine. Es war eine schwierige Operation, die meisten Ärzte haben uns abgeraten, weil sie am Ende nicht lebensnotwendig war, aber ich glaube nach wie vor, dass Hubertchen sie gebraucht hat. Er ist so viel gehänselt worden als Kind, allein für seine Psyche war die OP eine Wohltat."

„Ist Ihnen in der Klinik etwas aufgefallen?", fragte Amaryllis weiter, ohne die Tagebucheinträge zu erwähnen, da sie die alte

Dame nicht in Verlegenheit bringen wollte, dass ihr Sohn ihr Tagebuch gelesen und die Informationen weitergegeben hatte.

„Ein ganz merkwürdiger Laden war das. Nobel bis zum Gehtnichtmehr, wir konnten uns die OP dort nur leisten, weil Hubertchens Vater Beamter war und wir privat krankenversichert waren. Die Ärzte waren sehr gut, die Krankenschwestern nett, die Zimmer sauber, eigentlich gab es keinen Grund zur Beschwerde." Christel Neustädt hielt einen Moment inne, als müsse sie überlegen, was sie als Nächstes sagen wollte. „Wissen Sie, ich möchte weder besserwisserisch oder arrogant klingen, aber da waren ein paar Patienten, die passten da nicht hin. So eine Privatklinik, in der sehr viele Schönheitsoperationen gemacht wurden, war damals selten. Die normale Klientel bestand aus älteren Damen, die sich verschönern und reichen Leuten, die sich ihre zerschundenen Knie nicht in einem Krankenhaus mit Mehrbettzimmern und schlechtem Essen operieren lassen wollten. Gelegentlich war ein Fall wie mein Hubertchen dazwischen, bei dem von der Operation eher abgeraten wurde. In der Memory-Klinik wurde jede OP durchgeführt, auch wenn sie vielleicht nicht notwendig war. Da wurden nicht viele Fragen gestellt, wenn Sie verstehen, was ich meine."

Die Mutter des Leiters der Mordkommission schien den Faden verloren zu haben, denn sie sprach nicht weiter.

„Was meinen Sie damit, da seien Patienten gewesen, die dort nicht hingepasst haben?", hakte Amaryllis nach.

Christel Neustädt sah die Kommissarin lange an, bevor sie sprach. „Ich hatte mich so darauf gefreut, verhört zu werden, und jetzt habe ich Angst, dass ich Ihnen Mist erzähle und Sie nachher über die dumme alte Frau lachen, die sich wichtig gemacht hat."

„Wir sind doch zu Ihnen gekommen, nicht Sie zu uns", lächelte Falk charmant und Frau Neustädt kicherte wieder.

„Stimmt! Hatte ich ganz vergessen." Sie hatte ihre zuvor fast unbekümmert wirkende Art wiedergefunden und fuhr fort. „Also, da gab es einen Jungen, der war gar nicht krank. Also zumindest wirkte er körperlich vollkommen gesund. Ich habe ihn mal nach dem Abendessen gefragt, was er habe, da hat er mit den Schultern gezuckt und gesagt, es sei ein psychisches Problem."

„Die Klinik hatte aber keine psychiatrische Station, oder?", ergänzte Falk.

„Eben! Der Junge, ich wusste seinen Namen mal, habe ihn aber vergessen, kam immer seltener in den Garten oder auf den Flur, wo sich manchmal Patienten und Besucher trafen. Schließlich tauchte er gar nicht mehr auf. Ich dachte, er sei entlassen worden, aber dann sah ich ihn eines Tages zufällig, als ich Hubert abholen wollte, in einem der Behandlungsräume sitzen, er wartete wohl auf den Arzt. Die Tür war nur angelehnt."

Christel Neustädt machte erneut eine Pause und Amaryllis fragte sich, ob sie wieder vergessen hatte, was sie eigentlich erzählen wollte, doch dann sprach die alte Dame plötzlich weiter.

„Ich schwöre Ihnen, ich habe so etwas nie zuvor gesehen. Es war furchtbar. Der Junge sah aus wie der Tod. Er hatte überall rote Streifen auf der Haut, Pusteln und wirkte, als könne er sich kaum auf dem Stuhl halten, auf dem er saß."

53.

Aus dem Büro des Polizeipsychologen Dr. Sven Justus war Lachen zu hören, als Amaryllis und Falk ihn aufsuchen wollten.

„Holt der sich seine Freundinnen jetzt schon zur Arbeit?", rätselte Falk ironisch.

„Ist da jemand neidisch?", fragte Amaryllis, klopfte und öffnete die Tür, ohne eine Antwort abzuwarten.

Dr. Benita Hüther tat, als würde sie sich erschrecken, als sie ihre Kollegen eintreten sah.

„Hättest du mir nicht sagen können, dass die hier auftauchen?", fragte sie Sven gespielt erbost. „Dann hätte ich gesehen, dass ich wegkomme."

„Die beiden sind eine Art Überfallkommando und tauchen aus Prinzip unangekündigt auf", beschwerte sich Sven. „Keiner mag die", flüsterte er so laut, dass es unüberhörbar war.

„Kita-Ausflug?", knurrte Falk. „Wo ist deine Erzieherin, Benita? Die hat doch strikte Anweisung, dich nicht aus den

Augen zu lassen."

„Ich wollte eigentlich zu euch, aber da ihr euch mal wieder in der Cafeteria bei ranzigen Mettbrötchen und schlechtem Kaffee versteckt habt, um nicht arbeiten zu müssen, bin ich halt zu einem der engagierteren Kollegen gegangen, um euren Fall zu lösen." Benita lachte und deutete auf einen Ordner auf dem Schreibtisch. „Wir haben gerade über die Wunden von Ella und ihren psychischen Zustand gesprochen."

„Wir sind dabei zu einer ziemlich kühnen Theorie gekommen", teilte Sven Justus mit. „Vielleicht zu kühn."

„Rückt schon raus damit", forderte Falk und setzte sich. „Kaffee?"

„Jawohl, der Herr, kommt sofort. Benita, erläutert euch derweil untertänigst, zu welchen Schlüssen wir gekommen sind, während wir eure Arbeit gemacht haben."

„Wir wissen von Ellas Ärztin, dass das Mädchen kaum Therapie-Erfolge erzielt hat. Trotzdem sieht es so aus, als hätte sie zu dem Zeitpunkt aufgehört, sich selber zu verletzen, als sie in die Klinik gekommen ist. Sie hatte eindeutig Angst vor etwas, ihre Zimmernachbarin hat sie sagen gehört ‚sie haben mich gefunden', was beweist, dass sie sich vor etwas versteckt hat", fasste Benita zusammen.

Sven Justus stellte Kaffeetassen vor Amaryllis und Falk und setzte sich an seinen Schreibtisch. „Wir können mittlerweile wohl davon ausgehen, dass Ella gar keine psychischen Probleme hatte, sondern sich nur geritzt hat, um in die Klinik aufgenommen zu werden."

„Wir wissen ebenfalls, dass sie sich nicht alle Verletzungen selber zugefügt hat. Sie hatte Hilfe, so merkwürdig das klingt. Da mittlerweile auch klar ist, dass ihr Vater seine Beziehungen hat spielen lassen, damit sie so schnell wie möglich stationär aufgenommen wird, sind wir zu dem Schluss gekommen, dass die Heisigs um das Leben ihrer Tochter gefürchtet haben. Und sie dachten, die Psychiatrie eines Krankenhauses wäre ein guter Ort, das Kind vor einem möglichen Angreifer zu verstecken." Es war wieder Benita, die ihre neue These weitergesponnen hatte.

„Deswegen haben sie ihre Tochter auch nicht besucht, damit niemand ihnen folgen kann! Das habe ich auch schon überlegt, so kühn oder neu ist das alles also nicht", stimmte Amaryllis zu.

„Wie passt Armin Nasche in das Bild?", fragte Falk dagegen nachdenklich.

„Das ist die Frage, die wir diskutiert haben, als ihr reingeplatzt seid." Benita machte ein unglückliches Gesicht. „Ihn können wir nicht so wirklich einordnen. Die beste Idee ist bislang, dass er die Heisigs gehasst hat, zum einen wegen der alten Familiengeschichten, zum anderen, weil sie generell für alles stehen, was er politisch und gesellschaftlich ablehnt. Das Auto der Familie demolieren ist eine Sache, das ist unangenehm. Die Tochter der Familie auf seine Seite ziehen und gegen die eigenen Eltern aufzuhetzen ist eine ganz andere Liga. Vielleicht spielt er in der ganzen Geschichte nur eine unbedeutende Nebenrolle. Er hat Ella ein paar Mal in der Klinik besucht, sich schließlich kaum mehr blicken lassen. Man könnte es so interpretieren, dass er das Interesse verloren hat, nachdem er gemerkt hat, dass die Heisigs sich nicht über sein Erscheinen dort aufregen. Und vor allem nichts dagegen unternehmen."

Sven Justus stand auf und machte das Licht im Zimmer an. Es war zwar erst früher Nachmittag, doch dicke Regenwolken hingen am Himmel und verdunkelten den Raum.

„Man könnte die Überlegung, dass die Heisigs ihre Tochter

im Krankenhaus geradezu versteckt haben, sogar weiterführen. Vielleicht haben sie Armin Nasche und seine Verbohrtheit regelrecht ausgenutzt und er war schlicht Teil des Planes, ihr Kind zu schützen", dachte Benita laut weiter.

Keiner der Anwesenden sagte etwas, alle schienen die letzte Bemerkung der Rechtsmedizinerin erst einmal überdenken zu müssen.

„Du meinst, sie haben die sexuelle Belästigung nur erfunden, um Nasche durch die einstweilige Verfügung anzustacheln, sich erst recht um Ella zu bemühen?", fragte Amaryllis schließlich nach.

„Ich halte es für möglich", bestätigte Sven Justus die Theorie. „Das ist so ziemlich der älteste und einfachste Trick der Psychologie. Verbiete etwas und derjenige will es mehr als alles andere."

„Bei der Kindererziehung stimmt das auf jeden Fall. Aber bei erwachsenen Menschen und noch dazu, wenn es um sexuelle Belästigung geht, ich weiß nicht", machte Falk seinen Zweifeln Luft.

„Gehen wir mal davon aus, Benita und Sven hätten recht, bringt uns das immer noch nicht viel weiter", sagte Amaryllis, die Zweifel ihres Kollegen übergehend. „Wir wissen weiterhin nicht, wovor die Heisigs derartige Angst hatten, dass sie zu solchen drastischen Maßnahmen gegriffen haben, um ihr Kind zu schützen."

„Das dürfte wohl die Familie Matuschek gewesen sein. Immerhin hat der Sohn das Auto gefahren, in dem sich jede Menge kompromittierende Unterlagen über die Familie Heisig befanden", antwortete Benita.

„Und mittlerweile hat der Pförtner Dennis Matuschek tatsächlich als den Mann identifiziert, der sich bei ihm mehrfach einen Besuchsschein hat ausstellen lassen und sich dabei als der Vater von Ella ausgegeben hat“, fügte Sven Justus an.

„In dem Auto lagen benutzte chirurgische Messer“, überlegte Amaryllis laut. „Das Blut daran war allerdings alt, wir sollten feststellen lassen, wann die Messer hergestellt wurden.“

„Und was genau hätten wir davon, wenn wir wüssten, dass sie aus der Zeit des Nazi-Regimes stammen?“, fragte Falk nach.

„Ich würde lieber wissen, ob sie vielleicht eher aus den 70er- oder 80er-Jahren stammen, als in der Memory-Klinik Patienten verschwunden sind. Der Memory-Klinik, die die Väter von Stefan Heisig und Dennis Matuschek gemeinsam geleitet haben. Dann hätten wir endlich ein Motiv“, erklärte Amaryllis.

„Nur weil zwei Ärzte gemeinsam eine Klinik geleitet haben, ergibt das kein Motiv, warum der Sohn des einen später die Familie des anderen auslöschen will“, kommentierte Falk irritiert.

„Das nicht, aber denk mal daran, was uns Christel Neustädt über die Patienten erzählt hat, die ihrer Meinung nach nicht in die feine Privatklinik passten und den Jungen, den sie halbtot in einem Behandlungszimmer gesehen hat. Was, wenn in der Klinik nicht nur erlaubte Operationen durchgeführt, sondern Behinderte oder Homosexuelle gegen ihren Willen operiert beziehungsweise behandelt wurden, dann könnte es ein Motiv sein. Insbesondere, wenn einer der Väter sich dann auch noch an der Klinik bereichert hat, bevor sie pleiteging. Mir wird bei dem Gedanken regelrecht schlecht, was da alles vor sich gegangen sein könnte.“

Amaryllis sah ihre Kollegen an. „Vielleicht wollte Stefan Heisig reinen Tisch machen und genau wie seine Großmutter Helga damals den Schaden zumindest irgendwie wieder gutmachen.“

„Und Dennis Matuschek wollte das mit allen Mitteln verhindern", fügte Sven Justus an.

54.

Amaryllis saß auf der breiten Fensterbank, ihren Laptop auf den Knien und schaute in den Garten der Villa, bereute den Blick aber sofort, da der dicke Laubteppich sie daran erinnerte, dass sie dringend die Blätter einsammeln musste, bevor der nächste Sturm kam.

Es erschien ihr unwirklich, dass ihr ein solch simples Problem in den Kopf kam, nach allem, was sie zuvor bei ihrer Recherche über den Massenmord an Kranken und Homosexuellen im Dritten Reich gelesen hatte. Bei der Vermutung, zu der sie gemeinsam mit ihren Kollegen im Büro von Sven Justus gekommen war, wurde ihr regelrecht schlecht. Konnte es wirklich sein, dass Josef Heisig und Franz Matuschek das Grauen ihrer Väter nach dem Zweiten Weltkrieg im Verborgenen weitergeführt hatten?

Es war später Sonntagnachmittag und das gesamte Team hatte das Wochenende über recherchiert, ob sie recht mit ihrer neuen These haben könnten. Einen handfesten Beweis hatten sie nicht gefunden, aber immerhin tauchte der Name Matuschek im Zusammenhang mit der sogenannten T4-Aktion der Nazis in den Archiven auf. Benannt war die Aktion nach der Berliner Tiergartenstraße Nummer 4, wo eine Zentralverwaltung eingerichtet worden war, die die Selektion der physisch und psychisch kranken Menschen und ihren Abtransport in eine der berüchtigten Vernichtungsanstalten Hadamar, Grafeneck, Sonnenstein, Brandenburg, Bernburg und Hartheim koordiniert hatte.

Am nächsten Morgen würden sie als erstes einen Experten für die Gesundheitspolitik des Dritten Reiches befragen, der versprochen hatte, während des Wochenendes so gut er konnte zu prüfen, welche Rolle Matuschek genau gespielt hatte.

Wie soll das alles mit Ellas Tod zusammenhängen?, dachte sie, doch eine wirklich passende Antwort fand sie ebenso wenig wie die unzähligen Male, die sie sich diese Frage zuvor gestellt hatte.

Wenn Ella und ihre Familie derartige Angst gehabt hatten, dass sie die Selbstverletzung ihrer Tochter vorgetäuscht hatten, um sie in die Sicherheit eines Krankenhauses zu bringen, musste die Bedrohung als lebensgefährlich erschienen sein, was sie am Ende auch gewesen war. Und das nicht nur für Ella, sondern auch für ihre Mutter. Ob Stefan Heisig das Drama überlebt hatte, war unklar, der Mann war weiterhin verschwunden. Ebenso wie die Frau von Dennis Matuschek, der bewusstlos im Krankenhaus lag und um sein Leben kämpfte.

Wenn das alles mit der Memory-Klinik zusammenhängt und dort wirklich nicht erlaubte Operationen und Experimente mit Kranken durchgeführt wurden, wären die Schuldigen Josef Heisig und Franz Matuschek, ging Amaryllis den Fall erneut in ihrem Kopf durch. *Was von ihrer Schuld reicht bis in die Gegenwart, dass jemand tötet, um ihr Geheimnis zu wahren?*

Das Geld allein konnte es nicht sein, der Konkurs der Klinik war lange verjährt, die Schuldner tot oder hatten die Verluste abgeschrieben.

Die Tür zum Wohnzimmer öffnete sich und ihre Tochter Ava kam in das Zimmer gelaufen. Sie hielt eine Figur aus Kastanien und Streichhölzern in der Hand, die sie stolz ihrer Mutter präsentierte.

„Giraffe!“, strahlte sie ihre Mutter an.

„Wunderbar, mein Liebling, wollen wir die in das Regal im Wohnzimmer stellen, wo wir sie alle sehen können oder lieber in dein Zimmer, damit du sie morgens beim Aufwachen als Erstes siehst?“

„Mein Zimmer“, rief die Kleine und lief sofort los, um den Plan in die Tat umzusetzen.

Amaryllis sah ihrer Tochter hinterher und ihr Herz zog sich bei dem Gedanken zusammen, dass jemand ihr etwas antun könnte. Noch wussten sie nicht, welche Rolle die Familie Heisig wirklich spielte, aber egal ob gut oder schlecht, die Sorge um ihr Kind musste sie fast umgebracht haben.

55.

Professor Clemens Daffo war ein eleganter Mann, der einen eng sitzenden dunkelgrauen Anzug mit weißem T-Shirt darunter und schwarzen Sneakers dazu trug. Er hatte dunkle Haare, die an den grauen und dünner werdenden Ansätzen zeigten, dass er älter war, als er auf den ersten Blick wirkte. Er nahm die randlose Brille ab, die Amaryllis zuvor nicht bemerkt hatte, so dezent war sie, und schüttelte der Kommissarin überschwänglich die Hand.

„Hauptkommissarin Winter, schön Sie kennenzulernen. Sie haben mir, unwissentlich natürlich, ein sehr aufregendes Wochenende verschafft.“

Das Lächeln des Professors für Neuere Geschichte war strahlend und Amaryllis schoss durch den Kopf, dass Klischees immer seltener zutrafen. Natürlich hätte sie niemals zugegeben, dass sie bei einem Professor für Geschichte einen dünnen kleinen Mann mit Vollbart, Nickelbrille, Cordhosen und einem Stapel Bücher unter dem Arm erwartet hatte.

„Kommen Sie, wir holen uns einen Latte macchiato im Coffeeshop gegenüber, ich lade Sie selbstverständlich ein. Dann gehen wir in mein Büro und ich sage Ihnen, was ich herausgefunden habe."

Amaryllis musste sich nicht umdrehen, um zu wissen, dass Falk, der hinter ihr stand, das Gesicht verzog und in Versuchung war zu fragen, ob er überhaupt mitkommen solle.

„Das ist mein Kollege Hauptkommissar von Heeren, wir arbeiten gemeinsam an dem Fall", beeilte sie sich, Falk vorzustellen, und Clemens Daffo lächelte entschuldigend.

„Wie unhöflich von mir. Ich kann mich nur entschuldigen, aber wenn stimmt, was ich momentan vermute, wäre das eine kleine Sensation. Im negativen Sinne, leider, aber trotzdem. Ich bin tatsächlich etwas aufgeregt."

Er streckte die Hand aus, um Amaryllis vorzulassen. „Wir holen den Kaffee, dann erzähle ich Ihnen alles, ich denke, es könnte für Ihren Fall von Bedeutung sein."

Wenige Minuten später saßen die drei im Büro von Professor Daffo, das ein großer schlicht eingerichteter Raum war, der von Bücherregalen und einer Fotografie des zerstörten Berlins nach dem Zweiten Weltkrieg, dominiert wurde.

Der Experte für die Geschichte des Nationalsozialismus rührte in seinem Kaffeebecher und deutete auf das Foto an der Wand.

„Das Grauen, das die Nazis angerichtet haben, gerät hoffentlich niemals in Vergessenheit, aber viele kleine Details haben bisher nicht die Beachtung bekommen, die sie verdient hätten. Je länger die Naziherrschaft her ist, desto unwahrscheinlicher wird es, dass sie erforscht werden. Ihr Fall könnte so ein Detail ans Tageslicht bringen."

Er sah die Kommissare an und fragte: „Was wissen Sie über Geheimbünde?"

56.

Es war aufgrund der dicken Regenwolken vor dem Fenster dunkel geworden im Büro von Professor Clemens Daffo, während er den beiden Kommissaren dargelegt hatte, was er bei seiner Recherche gefunden hatte. Er knipste die Schreibtischlampe an und das kleine Licht, das den Raum nur schemenhaft erleuchtete, passte zu der unwirklichen Stimmung, die nach seinen Erzählungen über Geheimbünde und Verschwörungen über dem Raum lag.

„Und ich dachte immer diese Geschichten von Tempelrittern, Freimaurern und Illuminati seien maßlos übertrieben", sagte Falk nachdenklich.

„Nein, vieles ist durch Hollywoodfilme und Bestseller aufregender und vor allem geheimnisvoller dargestellt worden, als es wohl war oder ist, aber im Kern kann man sagen, es gab und gibt Geheimbünde, und diese spielen geschichtlich eine wichtige Rolle", antwortete Daffo.

„Lassen Sie mich kurz zusammenfassen, ob ich alles richtig verstanden habe", bat Amaryllis, was ihr ein Lächeln von Falk einbrachte, der die Eigenart seiner Kollegin kannte, die

Ergebnisse ihrer Arbeit zusammenfassen zu müssen, um den Überblick zu behalten.

„Vor dem Ersten Weltkrieg wurde der Germanenorden gegründet, ein Geheimbund, der Antisemitismus propagierte und eine Weltanschauung auf rassentheoretischer Grundlage als Programm hatte. Aus diesem Geheimbund ging die sogenannte Thule-Gesellschaft hervor, die sich zu einem der zentralen Wegbereiter der nationalsozialistischen Bewegung entwickelte. Ihr Symbol war das Hakenkreuz hinter einem senkrecht stehenden blanken Schwert."

„Bislang eine knappe, aber gute Zusammenfassung", lobte Professor Daffo, als sei Amaryllis eine seiner Studentinnen.

„Diese Thule-Gesellschaft verlor allerdings schon bald an Bedeutung und wurde 1932 aus dem Vereinsregister gelöscht, doch einige ihrer Mitglieder hatten hohe Posten in der NSDAP und wurden nach dem Ende des Zweiten Weltkrieges als Kriegsverbrecher verurteilt", sprach Amaryllis konzentriert weiter, als habe sie das Lob von Professor Daffo nicht gehört.

„Und jetzt kommen wir zu unserem Fall. Der Großvater von Dennis Matuschek war Ihrer Recherche nach Mitglied der Thule-Gesellschaft und hatte unter Hitler maßgeblichen Anteil am Programm T4, das psychisch und physisch kranke Menschen aus der Gesellschaft entfernt hat."

Amaryllis schüttelte sich leicht. „Tut mir leid, ich kann es nicht über mich bringen, konkret auszusprechen, was damals geschehen ist. Es ist einfach zu furchtbar."

„Das ist verständlich. Ich beschäftige mich fast jeden Tag mit diesem Grauen, die Unfassbarkeit hat es nicht verloren", erklärte Daffo.

„Bei Ihrer Suche im Archiv nach unserer Anfrage sind Sie auch auf den Namen Albert Heisig gestoßen und haben Beweise gefunden, dass Heisig eine Art Zulieferer für Matuschek war. Der ehemalige Olympiaheld hat als Erstes seinen homosexuellen Nachbarn verraten, später auch das behinderte Kind seines Bruders und viele andere bei den Behörden gemeldet. Das wussten wir allerdings bereits", fuhr Amaryllis fort.

„Exakt richtig. Das war allerdings alles bereits ganz gut erforscht. Heisig ist seiner gerechten Strafe entgangen, da er im Krieg gefallen ist, was vielleicht Strafe genug war. Matuschek hat sich kurz vor seinem Prozess das Leben genommen. Es gibt einen Abschiedsbrief von ihm, den habe ich im Archiv gefunden, er schreibt darin, dass er das Leid von seiner Familie nehmen wolle, miterleben zu müssen, wie ihr Vater bestraft werde, dafür, dass er sein Leben dem deutschen Volk geweiht habe."

„Ein Unbelehrbarer!", sagte Falk voller Abscheu.

„Das können Sie laut sagen", stimmte Daffo zu und strich sich nachdenklich durch das Gesicht. „Dass es weiterhin viele Unbelehrbare gibt, darüber müssen wir nicht streiten. Wie weit diese Unbelehrbaren gehen, ist eine andere Frage. Ebenso, was von ihren Aktionen an die Öffentlichkeit kommt. Und damit wären wir bei der Familie Matuschek. Historisch gesichert ist also, dass Heisig und Matuschek sich kannten. Matuschek war ein ganzes Stück älter als Albert Heisig, er hatte einen Sohn, Franz, der bei seinem Tod bereits 25 Jahre alt war. Dieser Franz Matuschek ist in den 50er- und 60er-Jahren zweimal in München verhaftet worden, wo er Medizin studiert hat. Ihm wurde die Verbreitung von nationalsozialistischem Gedankengut vorgeworfen. Das dürften Sie bei entsprechender Recherche in den alten Polizeiakten finden. Was Sie nicht finden werden, sind Unterlagen über die Neuen Germanen, ein

Geheimbund, der ebenfalls in München gegründet wurde und dem Franz Matuschek angehört haben soll. Dieser Geheimbund besteht wahrscheinlich noch immer und hat die gleichen Ziele wie der frühere Germanenorden. Doch Matuschek Junior hatte eine noch weitere, andere Agenda, er wollte das grausame Werk seines Vaters fortsetzen."

„Er wollte Kranke ausrotten?", fragte Falk entsetzt.

„Das auch, sein Hauptanliegen war es, Homosexualität zu vernichten. Er hat an einem Medikament gegen diese *Krankheit* geforscht. Es gab immer wieder Gerüchte, es gäbe irgendwo eine Klinik, in der man sich von Homosexualität heilen lassen könne, die von den Neuen Germanen unterstützt und finanziert werde. Bislang gab es keine Beweise, wie gesagt, es waren nur Gerüchte, die sich allerdings hartnäckig hielten. Ich denke, wir haben diese Klinik gefunden."

57.

Das große schmiedeeiserne Tor war mit mehreren massiven Schlössern gesichert gewesen, die alle mit Gewalt aufgebrochen worden waren. Auf dem vollkommen von Unkraut, Büschen und alten Bäumen überwucherten Gelände standen Polizeieinsatzwagen. Fünf Männer frästen mit schwerem Gerät eine Schneise durch die Pflanzen.

„Sieht nicht gerade aus, als wäre hier in letzter Zeit jemand rein- oder rausgegangen“, kommentierte Falk die Szene. „Die Mauer rund um das Gelände ist ausgesprochen gut in Schuss, dazu überall Betreten-Verboten-Schilder. Wir sollten überprüfen lassen, ob jemand für die Instandhaltung gezahlt hat. Jemand, der verhindern wollte, dass hier Jugendliche oder sonst wer aus Spaß an der Freud auf dem Gelände rumschnüffeln.“

„Auf der anderen Seite gibt es ein kleineres Tor, das ist nach Meinung der Spurensicherung kürzlich erst geöffnet worden. Eine einzelne Person könnte durchaus auf dem Gelände gewesen sein“, entgegnete Amaryllis.

Die beiden Kommissare standen auf dem Gelände der ehemaligen Memory-Klinik in Berlin-Lichterfelde. Von dem Gebäude war nicht mehr als eine Ruine übrig, die zum Teil eingestürzt war. Die verbliebenen Fensterscheiben waren allesamt zersplittert und gaben den Blick auf leere Räume frei, in denen Unkraut wuchs und der Putz an den Wänden längst abgefallen war. Das alte Krankenhausgebäude war nach der Pleite der Memory-Klinik vor über 30 Jahren sich selber überlassen worden, es hatte zu Beginn ein paar Versuche des Insolvenzverwalters gegeben, das Gelände zu verkaufen, diese waren jedoch an der enormen Asbestbelastung des Hauses gescheitert und schließlich eingestellt worden.

„An Kernsanierung ist nicht zu denken, der Abriss und die Entsorgung der giftigen Stoffe wären zu teuer gewesen", hatte der Verwalter seine Entscheidung gemäß den alten Insolvenzunterlagen der Klinik begründet.

„Wahnsinn, das ist bestes Bauland hier", überlegte Falk. „Irgendetwas befindet sich auf dem Gelände, das niemand finden soll, sonst wäre das Grundstück längst weiterverkauft worden, Asbest hin oder her."

Ein Geschäftsmann aus Bayern hatte das Gelände einige Jahre nach Abschluss des Insolvenzverfahrens privat von der Familie Matuschek gekauft. Cem Güler war bereits damit beschäftigt, alle finanziellen Transaktionen, die mit der Übertragung zu tun hatten, zu überprüfen. Die bayerische Polizei war unterdessen damit beschäftigt, dem Geschäftsmann eine mögliche Verbindung zur rechten Szene nachzuweisen.

„Wir werden es bald wissen", murmelte Amaryllis und ging näher an eine der Gebäudemauern heran, um einen Blick durch eines der Fenster zu werfen. „Die oberirdisch gelegenen Räume scheinen alle leer zu sein, wahrscheinlich sollten wir unsere

Suche direkt auf den Keller konzentrieren."

„Bei dem Fall gruselt es mich wirklich, und das ist noch nie passiert", gab Falk zu. „Stell dir vor, Professor Daffo hat recht und wir finden in der Ruine Beweise für die Existenz eines Geheimbundes, der nationalsozialistisches Gedankengut zur Grundlage hat und mindestens zwei Mitglieder hatte, die wie im dritten Reiche Kranke und Homosexuelle aus der Gesellschaft aussortieren und/oder *heilen* wollten. Mir wird regelrecht schlecht bei dem Gedanken."

„Ich bin mir sicher, dass wir genau das finden werden. Ich vermute sogar, dass die Unterlagen und Messer, die wir im Unfallauto von Sonja Heisig und Dennis Matuschek gefunden haben, von hier stammen. Jemand wollte Beweise vernichten, bevor die Verbrechen, die hier verübt wurden, ans Licht kommen. Ella und Sonja Heisig mussten sterben, weil sie zu viel wussten. Die Frage ist nur, warum wussten sie zu viel? Und was genau wussten Sie über die Verbrechen von Josef Heisig und Franz Matuschek?"

„Der Eingang ist frei, das Einsatzkommando kann damit beginnen, das Haus zu sichern", sagte Falk und deutete auf mehrere Männer in schwarzen Uniformen, die sich bereit machten, in das Haus zu gehen.

Die Männer trugen spezielle Anzüge und Masken, um möglichst wenig der sich im Haus befindlichen Asbestfasern einzuatmen. Der Leiter des Kommandos machte den beiden Kommissaren ein Zeichen, dass sie bereit waren, und ging mit seinen Männern ins Haus.

Es dauerte nur wenige Minuten, bis der erste der Beamten wieder aus dem Haus kam.

„Wir brauchen einen Krankenwagen!", rief er und kam auf Amaryllis und Falk zu.

„Da unten liegt ein Mann, schwerverletzt. Könnte ein Selbstmordversuch gewesen sein, die Waffe liegt neben ihm. Die Beschreibung passt auf den vermissten Stefan Heisig." Er hielt einen Moment inne, bevor er weitersprach. „Irgendjemand hat sich in dem Keller zu schaffen gemacht. Überall liegen alte Akten, die aus Safes geholt wurden. Aber das ist nicht alles. Wir haben nur kurz in die Räume geblickt, aber da unten liegen jede Menge Knochen rum, die wahrscheinlich von Wildtieren ausgebuddelt worden sind. Könnte gut sein, dass es sich um menschliche Überreste handelt."

58.

Stefan Heisig saß in seinem Krankenhausbett, sein Oberkörper war bandagiert, ebenso sein rechter Arm und ein Bein. Das Gesicht des Mannes, der vier auf ihn abgegebene Schüsse überlebt hatte, war emotionslos, ganz so wie Amaryllis Winter und Falk von Heeren ihn kennengelernt hatten.

Das Tablett mit Krankenhausessen vor ihm auf dem kleinen Tisch, der über sein Bett geschoben worden war, war unberührt, er hatte die Plastikdeckel zur Warmhaltung der Speisen nicht hochgenommen. Heisig hatte seinen Blick auf die leere Wand fixiert und schien seine Besucher nicht zu bemerkten.

„Es war alles umsonst", sagte er so plötzlich in die Stille hinein, dass Amaryllis zusammenzuckte.

„Nein, Herr Heisig. Es war nicht alles umsonst. Dennis Matuschek ist aus dem künstlichen Koma geholt worden, seine Frau Bianca wurde an der Grenze nach Polen festgenommen. Beiden wird der Prozess gemacht. Sie werden bestraft werden für das, was sie Ihrer Familie angetan haben."

„Ja. Vielleicht." Stefan Heisig sah konzentriert auf die leere

Wand. „Matuschek ist die Spitze des Eisbergs. Er wird die anderen Mitglieder des Geheimbundes nicht verraten, sie werden weitermachen, ihre ekelerregenden Vorstellungen und Gedanken werden nicht in Gefängnisse eingesperrt, sondern freibleiben. Frei und infektiös."

Er hat recht, dachte Amaryllis. *Das rechte Gedankengut wird in unserer Gesellschaft bleiben, aber hat er wirklich gedacht, dass er es allein entfernen kann, wenn er nur diesen Geheimbund auffliegen lässt? So naiv kann er nicht sein.*

„Die Männer, die zu dem Bund gehören, sind mächtig, das ist das Problem", erklärte Heisig nun. „Und mächtige Menschen können viel Unheil anrichten."

Falk und Amaryllis warfen sich einen Blick zu. Seitdem sie ihn in den Katakomben der alten Memory-Klinik gefunden hatten, war fast eine Woche vergangen. Heisig war von den vier Schüssen, die Bianca Matuschek auf ihn abgegeben hatte, schwer verletzt worden, die Frau hatte ihn für tot gehalten und war geflohen, um sich ins Ausland abzusetzen. Die Ärzte hatten ihr zuvor mitgeteilt, dass es kaum eine Chance geben würde, dass ihr Mann Dennis Matuschek jemals aus dem künstlichen Koma geholt werden könne.

Die Spurensicherung hatte Tage gebraucht, um die Kellergewölbe zu durchsuchen, dabei waren sie auf über ein Dutzend in die Erde eingelassene Gräber gestoßen.

„Da unten ist ein richtiger Friedhof", hatte Tobias Rohl den Kommissaren mit einem Schaudern berichtet.

Die Identität der meisten Toten hatte bisher nicht geklärt werden können, nur in zwei Fällen war festgestellt worden, dass es sich um schwer behinderte Jugendliche gehandelt hatte, die von ihren Eltern in die Klinik gebracht worden waren. Eine der Mütter hatte ausgesagt, dass sie ihr Kind den Ärzten Josef

Heisig und Franz Matuschek anvertraut habe, da diese ihr versprochen hätten, sie stünden kurz vor dem Durchbruch, ein Medikament gegen die geistige Behinderung ihres Sohnes zu finden. Die Mutter hatte in ihrer Verzweiflung zugestimmt und gehofft, ihrem Kind so ein besseres Leben zu verschaffen.

„Mein Sohn ist an den Tabletten innerhalb weniger Wochen elendig zugrunde gegangen. Heisig hat mich überzeugt, seine Leiche der Wissenschaft zu spenden und ihn nicht zu beerdigen", hatte die Frau ausgesagt. „Heisig und Matuschek haben sich um die Formalien gekümmert."

„Die haben die Leiche verschwinden lassen, damit keiner rauskriegt, was sie in ihrer Klinik getrieben haben", hatte Falk empört den Kopf geschüttelt, als er die Aussage der Frau gelesen hatte, die aus Bayern stammte und dort verhört worden war. „Die Mutter muss gewusst haben, was dort vorging, hoffentlich können wir beweisen, dass sie ihr eigenes Kind diesen perversen Ärzten überlassen hat, um sich ihr eigenes Leben zu erleichtern oder weil sie sich geschämt hat, ein behindertes Kind zu haben."

Doch die Aufarbeitung der alten Fälle der Memory-Klinik würde eine andere Spezialarbeit übernehmen, Amaryllis und Falk arbeiteten weiter an der endgültigen Klärung, wie Ella und Sonja Heisig gestorben waren. Stefan Heisig war ihr Hauptzeuge und sie vernahmen ihn an diesem Tag zum ersten Mal.

„Herr Heisig, wir haben herausgefunden, dass Sie selber es waren, der dafür gesorgt hat, dass Ella den Platz in der Kinder- und Jugendpsychiatrie bekommen hat. Ist das korrekt?"

„Das ist korrekt. Ich wollte mein Kind schützen, dachte, sie sei dort sicher." Heisig sah die beiden Kommissare nun direkt an. „Ich habe vor einigen Jahren nach dem Tod meines Vaters seine alten Unterlagen als Teil des Erbes ausgehändigt bekommen. Ich hatte keine Ahnung, was in der Memory-Klinik wirklich geschehen war. Ich wusste, dass mein Vater zu seinen Lebzeiten politisch rechts stand, hatte aber keine Ahnung, wie tief sein Glaube an das perverse Gedankengut der Nazis war. Wir standen uns nie besonders nahe, hatten über Jahrzehnte nur selten Kontakt. Seine politische Haltung hat uns voneinander getrennt.

Wie Sie sich vorstellen können, war ich geschockt, als ich in den Unterlagen Beweise dafür fand, dass er und Matuschek versucht hatten, Homosexuelle mit Medikamenten zu behandeln, um sie von ihrer vermeintlichen Krankheit zu heilen."

Stefan Heisig wirkte plötzlich verwirrt, sprach nicht weiter und schloss die Augen. „Entschuldigen Sie, mir ist etwas schwindelig, in meinem Kopf dreht sich alles."

„Lassen Sie sich alle Zeit, die Sie brauchen", sagte Amaryllis leise. „Sie haben viel durchgemacht."

„Ich habe begonnen, nachzuforschen, was alles damals in der Memory-Klinik passiert ist", sprach Heisig langsam weiter. „Ich vermute, dass sie die Experimente, die sie durchführten, nicht mehr länger geheim halten konnten. Schwestern, andere Patienten, Besucher müssen etwas mitbekommen haben. Fragen müssen gestellt worden sein. Ich gehe davon aus, dass die neuen Germanen, der Geheimbund, der ihre widerliche Forschung finanziert hat, ihnen den Geldhahn zugedreht hat, weil ihnen die Sache zu heiß geworden war.

Matuschek hat begonnen, systematisch Geld aus der Klinik zu ziehen, bis die Pleite unvermeidlich war. Soweit ich feststellen konnte, hat er seinen Partner hintergangen, sich bereichert, mein Vater stand plötzlich vor dem Nichts. Er hatte im wahrsten Sinne des Wortes einen Keller voller Leichen. Er hat versucht, sich Geld von seiner Mutter zu leihen, doch sie hat abgelehnt. Es gab wohl auch einen Büroangestellten, der zu viel wusste, meinen Vater und Matuschek beobachtet hatte und sie erpresste. Ich gehe davon aus, dass Sie seine Leiche auch in den Katakomben finden werden.

Schließlich ist mein Vater auf die Idee mit dem Asbest gekommen. Er hat ein Gutachten fälschen lassen, dass das Gebäude hochgradig verseucht ist, es damit quasi unverkäuflich gemacht. Die Toten waren im Keller verscharrt, die Unterlagen über seine Forschung hat er in Safes dort deponiert."

„Haben Sie eine Vorstellung, warum er die Unterlagen nicht vernichtet hat?", fragte Falk dazwischen.

Heisig lachte bitter. „Ich befürchte, er wollte seine kostbare Forschung für die Nachwelt retten, denn nur weil er gescheitert war und nicht weitermachen konnte, hatte er die Hoffnung nicht verloren, dass jemand anderes später auf seinen Grundlagen aufbauen könne. Er war ein Fanatiker."

Der Mann, der seine Tochter und seine Frau verloren hatte, holte tief Luft, bevor er weitersprach. „Leider bin ich nicht besser als er. Ich bin ebenfalls zu einem Fanatiker geworden, konnte an nichts anderes mehr denken, als die Gräueltaten meines Vaters und diesen verfluchten Geheimbund aufzudecken. Ich habe Tage in den alten Kellern der Memory-Klinik verbracht, Unterlagen durchwühlt, aber der letzte Beweis, der hat mir gefehlt. Und dann habe ich den alles entscheidenden Fehler gemacht. Ich bin zu Dennis Matuschek gegangen und habe ihn um Hilfe gebeten. Unsere Familien waren befreundet, ich hatte keine Ahnung, dass er genauso ein Widerling wie sein Vater ist. Dennis hat seine politische Gesinnung nie zu erkennen gegeben. Ich habe ihm also erzählt, was ich wusste und was ich vorhatte. Ich bin wie ein naives Lamm selbst zur Schlachtbank marschiert.

Dennis hat mich entsetzt angesehen und gesagt, ich solle mich aus Dingen heraushalten, die mich nichts angingen. Mir war nicht klar, wie gefährlich er ist, dass er selber zu dem Geheimbund gehört, der offenbar immer noch existiert. Bis dahin hatte ich mehr vermutet als gewusst, dass es den Bund überhaupt gab und dass unsere Väter dort Mitglieder gewesen waren. Er drohte mir, dass er meiner Familie etwas antun würde, wenn ich nicht sofort aufhören würde, in der Vergangenheit herumzuschnüffeln."

Stefan Heisig machte erneut eine Pause und schloss seine Augen. „Zwei Tage später wurde Sonja auf dem Heimweg vom Einkaufen überfallen und verprügelt. Das war unsere Warnung. Wir entschieden uns weiterzumachen, Ella muss uns an einem Abend zugehört haben, als wir diskutierten, wie wir weiter vorgehen sollten. Sie kam ins Wohnzimmer, war geschockt, als wir ihr alles erzählten. Sie hat uns förmlich angefleht, weiterzumachen, sie hatte ein starkes Rechtsempfinden. Ich begann bei meinen Nachforschungen extrem vorsichtig zu sein, doch kurze Zeit später fanden wir Ellas Katze tot vor unserer Haustür. Daneben lag ein Zettel: ‚Elisabeth ist die nächste', stand darauf. Wir wussten, dass wir Ella in Sicherheit bringen mussten, und sind auf die Idee mit der Psychiatrie gekommen. Ich tat, als würde ich aufgeben, versicherte Matuschek, dass ich verstanden hätte. Den Rest der Geschichte kennen Sie."

„Ella begann sich zu ritzen, Sie haben ihr dabei geholfen. Wir nehmen an, Armin Nasche mit seinem Hass auf Ihre Familie kam Ihnen als unwissender Helfer gerade recht?", fragte Amaryllis nach.

„Ja, unser Plan war es, so zu tun, als habe Ella mit ihren

Eltern gebrochen, um sie als Opfer unattraktiver zu machen, Nasche hat uns unwissentlich geholfen, unsere Geschichte, dass Ella uns hasse, perfekt ergänzt. Ella hat schrecklich in der Klinik gelitten, wir waren froh, dass Nasche sie zumindest am Anfang wenigstens mal für ein Wochenende dort herausgeholt hat."

„Wissen Sie, wie Matuschek Ella gefunden hat?"

„Nein. Ich habe ungefähr drei Wochen gewartet, nachdem Ella nicht mehr zu Hause war, dann mit meinen Nachforschungen wieder angefangen. Natürlich war ich vorsichtig. Matuschek stand zwei Tage später dennoch bei uns vor der Haustür und drohte mir erneut, aber wir dachten, Ella sei in Sicherheit. Sonja und mir war es egal, was mit uns geschah. Wir haben Tag und Nacht in den Unterlagen gesucht, die ich aus der Klinik geholt hatte, dachten, wir stünden kurz vor dem Durchbruch, als Ella uns anrief und sagte, sie habe Matuschek auf dem Campus gesehen. Am nächsten Tag war sie tot."

„Warum haben Sie uns nicht sofort alles erzählt?"

„Weil ich genauso ein Fanatiker wie mein Vater bin. Ich dachte, wenn Ella schon sterben musste, dann sollte ihr Tod wenigstens einen Sinn haben und die Hintermänner dieses perversen Geheimbundes auffliegen. Darum habe ich auch die Obduktion von Ella zu verhindern versucht. Ich wollte in Ruhe weitersuchen."

„Was ist mit Ihrer Frau geschehen?"

„Die Geschichte mit der Migräne stimmt. Ich hatte mich am späten Nachmittag in mein Bett gelegt, eine Schlaftablette genommen. Ich war vollkommen fertig mit der Welt. Als ich aufwachte, waren Sonja, die alten Messer und ein großer Teil der Unterlagen aus der Klinik verschwunden. Ich wusste sofort, dass Matuschek sie geholt hatte. Ich nahm an, er war gekommen, um mich zu töten, Sonja muss ihm gesagt haben, ich sei nicht zu Hause."

Stefan Heisig verzog das Gesicht zu einer Grimasse. „Immerhin ist es mir unwissentlich gelungen, Matuschek aufzuhalten. Sonja und ich hatten Sorge, dass die Polizei unser Haus durchsuchen lassen würde, also haben wir die alten Unterlagen und die Messer in unserem Auto versteckt, das wir ein paar Seitenstraßen entfernt und nicht in der Garage geparkt hatten."

Falk sah den Mann fragend an. „Der Wagen war manipuliert, waren Sie das auch und wenn ja, warum?"

„Ja, ich habe den Wagen manipuliert", gestand Heisig. „So wenig wir wollten, dass die Polizei die Unterlagen bei uns vorzeitig findet, so wenig wollten wir, dass Matuschek an sie rankommt. Leider tauge ich nicht zum Hacker. Ich dachte, ich hätte alles so eingestellt, dass der Wagen nicht mal anspringen und man die Türen nicht so einfach aufbekommen würde. Ganz offenbar bin ich mit meinem Vorhaben gescheitert."

„Wir waren am Tag nach dem Unfall bei Ihnen, warum haben Sie uns da nicht gesagt, was wirklich los war?" Es fiel Falk schwer, seine Verwunderung über das Handeln des Mannes zu verbergen.

„Ich hatte alles verloren, meine Frau und meine Tochter waren mein Lebensinhalt. Ich wusste einfach nicht, was ich tun sollte. Der Wunsch, diesen entsetzlichen Geheimbund auffliegen zu lassen, war immer noch groß. Doch kurz nachdem Sie gegangen waren, entschloss ich mich, aufzugeben. Es ist die Ironie des Schicksals, dass ich gerade Ihre Nummer wählen wollte, als Bianca Matuschek mit einer Pistole in der Hand vor meiner Tür stand."

Stefan Heisig senkte den Kopf. „Ich weiß, dass ich alles falsch gemacht habe. Aber ich weiß auch, dass dieser

Geheimbund immer noch sehr mächtig und sehr aktiv ist. Wenn ich gleich zu Beginn mit den Unterlagen aus dem Erbe meines Vaters zur Polizei gegangen wäre, hätte man mir geglaubt? Vielleicht, vielleicht auch nicht. Ich bin mir aber sicher, dass die Verzweigungen dieser Menschen so weit reichen, dass die Untersuchungen zumindest behindert, wahrscheinlich sogar sofort eingestellt worden wären. Also habe ich es allein versucht."

Epilog

Falk von Heeren trug einen dunklen Wollmantel, modische Halbstiefel und eine dunkle Jeans. Seine sonst meist leicht strubbelig wirkenden Locken waren sorgsam gekämmt und er war frisch rasiert.

„Kennen wir uns?“, fragte Benita Hüther, als er sich ungefragt neben sie an den Restauranttisch setzte und der Kellnerin ein Zeichen machte, dass er ein Bier bestellen wollte.

„Sehr witzig“, kommentierte Falk missmutig. „Ihr habt gut lachen, ihr habt die Männer fürs Leben gefunden und sitzt wie die dicken Maden genüsslich im Speck. Einsame Abende, grausames Fernsehprogramm, leere Kühlschränke und schlechte Blinddates, so was kennt ihr nicht.“

Benita sah empört von Falk zu Amaryllis Winter, die ihr gegenübersaß. „Hat er uns eben dick genannt?“

„Hast du überhaupt kein Mitgefühl?“, stöhnte der Kommissar. „Mal davon abgesehen, dass ich diese Daterei so was von satthabe, dass ich hoch und heilig schwöre, dass das heute mein letztes Internet-Date ist, habe ich ein ganz anderes Problem.“

„Und das wäre“, fragte Amaryllis.

Ihr Kollege wirkte plötzlich verlegen, fast als bereue er seine letzten Worte. „Ich weiß wirklich nicht, warum ich mich gerade euch beiden Hyänen anvertraue, aber ich bin ein wenig ratlos, was ich machen soll.“

„Wenn wir dir zu bösartig sind, warum schüttest du nicht Sven, Nikolas oder Tobias dein Herz aus?“, konterte Benita ungerührt.

„Das ist es ja eben! Ich kann unmöglich mit Sven darüber sprechen“, erklärte Falk, während die Kellnerin ein Bierglas vor ihn auf den Tisch stellte.

Der Kommissar holte tief Luft. „Sven ist seit ein paar Wochen mit Dr. Smilla Freud liiert, wie ihr wisst.“

„Und wie wir das wissen. Ich sehe Sven wirklich als guten Freund an, aber das ewige Smilla hier, Smilla da, Smilla findet, Smilla hat gesagt, geht mir gehörig auf die Nerven“, gestand Amaryllis. „Die Frau scheint wirklich nett zu sein, aber das Theater, das Sven um sie macht, ist schwer zu ertragen.“

Benita Hüther nickte und nahm einen Schluck aus ihrem Weißweinglas. „Ich frage mich jedes Mal, wenn wir die beiden treffen, ob ich das überhaupt aushalten könnte, wenn Tobias mich nonstop dermaßen in den Himmel heben würde.“

„Verdient hat sie es jedenfalls nicht“, sagte Falk nun und seufzte erneut. „Die Frau ist ein männermordendes Monster und ich habe keine Ahnung, wie ich Sven das stecken soll.“

„Wie meinst du das, sie ist ein männermordendes Monster?“, fragte Amaryllis irritiert nach.

„An dem Tag, als wir sie zusammen mit Professor Albrecht als Zeugin befragt haben, da hat sie mich kurz nach unserem Gespräch angerufen und mich ganz unverblümt um ein Date gebeten“, begann Falk zu erzählen. „Wir haben uns am nächsten Abend getroffen und es kam eins zum anderen."

Amaryllis und Benita waren einen Moment sprachlos. Es war die Gerichtsmedizinerin, die das Schweigen brach. „Du warst mit der neuen Freundin von Sven in der Kiste. Was findet die nur an euch alten Säcken?"

„Darf ich dich darauf hinweisen, dass dein Freund Tobias fast zwanzig Jahre älter ist als du und damit ein noch älterer Sack als ich ist", konterte Falk missmutig.

„Sechzehn Jahre, dass du immer so übertreiben musst", stellte Benita klar.

„Sechzehn oder zweihundert Jahre ist vollkommen egal, darum geht es nicht." Falk strich sich durch seine zuvor so ordentlich gekämmten Haare und sah plötzlich wieder mehr aus wie er selber. „Es geht darum, dass wir uns ein paar Mal getroffen haben. Und wenn ich richtig gerechnet habe, haben die letzten beiden Treffen stattgefunden, als sie bereits mit Sven zusammen war, was ich natürlich nicht wusste."

„Autsch!", sagte Benita. „In deiner Haut möchte ich nicht stecken. Und jetzt willst du von uns wissen, ob du Sven beichten sollst, dass du – ohne es zu wissen – mit seiner neuen Liebe im Bett warst, als er bereits meinte, mit ihr auf Wolke sieben zu schweben."

„Hast du Smilla darauf angesprochen?", fragte Amaryllis und Falk nickte.

„Ja, aber sie sagt, zu dem Zeitpunkt hätte sie noch nicht gewusst, ob das mit Sven was Ernsteres würde."

„Kommt ihr euch auch auf einmal so furchtbar alt vor?", seufzte Benita. „Nicht das ich das jemals gemacht hätte, aber wo sind die Zeiten geblieben, als man zumindest theoretisch mit zwei Männern gleichzeitig was hätte haben können?"

„Das beantwortet nicht meine Frage, was ich tun soll",

beschwerte sich Falk und nahm unglücklich einen Schluck von seinem Bier.

„Wenn die Geschichte so abgelaufen ist, dann hast du nichts falsch gemacht“, erklärte Amaryllis. „Erzähl es Sven, mache keine große Sache draus, es sei nichts Ernstes zwischen dir und Smilla gewesen und gut ist.“

„Sofern Frau Doktor die Sache bestätigt“, unkte Benita. „Ich hätte da Sorge, dass sie ihrem neuen Freund gegenüber vielleicht nicht ganz so gerne offen zugibt, dass sie einen anderen hatte, während die zarte Pflanze ihrer Liebe gerade zu erblühen begann.“

„Du bist keine Hilfe!“, schimpfte Falk und sah auf die Uhr. „Ich muss los, sonst komme ich zu spät und mein Date ist bereits gelaufen, bevor es überhaupt begonnen hat.“

„Viel Glück“, wünschte Amaryllis ihm aufrichtig. „Und sag Sven die Wahrheit.“

Das Handy der Kommissarin, das auf dem Tisch vor ihr lag, begann zu klingeln.

„Sieht nicht so aus, als würdest du heute Abend noch zu einem Date gehen.“ Die Kommissarin zuckte mit den Schultern. „Die Arbeit ruft.“

ENDE

Über die Autorin

Die Autorin Caroline Parker lebt mit ihren beiden Töchtern, dem besten Hund der Welt und einem dicken schwarzen Kater in Berlin. In dieser wunderbaren Stadt spielt auch ihre erfolgreiche Berlin-Krimi-Reihe rund um das ebenso sympathische wie gegensätzliche Ermittler-Duo Amaryllis Winter und Falk von Heeren.

Wenn Caroline Parker nicht schreibt oder liest, steht sie gerne in der Küche und probiert neue Rezepte aus oder versucht im Garten ihrem größten Feind – dem Unkraut – den Garaus zu machen. Hierbei steht sie in ihrer Brutalität den Schurken in ihren Romanen in Nichts nach.

Neugierig geworden? Es gibt so viel mehr über Amaryllis Winter, Falk von Heeren und Benita Hüther zu erzählen, aber nicht alles findet einen Platz in den Büchern. Wie lange kennen sich Falk und die Gerichtsmedizinerin Benita Hüther eigentlich schon? Gibt es da am Ende ein Geheimnis, von dem sogar Amaryllis nichts weiß? Warum hat sich ausgerechnet Amaryllis, das behütete Diplomatenkind, für eine Karriere bei der New Yorker Polizei entschieden?

Die Antwort auf diese Fragen und vieles mehr, zum Beispiel, wie Caroline Parker einen Krimi schreibt, wie sie lebt, woher sie ihre Ideen nimmt und was sie mit ihrem schwarzen Höllenhund Holly so alles in Berlin erlebt findet sich auf ihrem Blog: www.carolineparker.blog

WEITERE ROMANE VON CAROLINE PARKER

Berlin Krimis:

Sühnekind (1)

Er hinterlässt keine Spuren, außer er will es. Ein Serienmörder, so raffiniert, dass seine Taten unentdeckt bleiben, bis er beginnt seine Opfer immer brutaler zu töten, stellt die Berliner Kommissare Winter und von Heeren vor ein Rätsel. Es gibt keine Spuren, keine Verbindung zwischen den Toten und erst recht kein Motiv. Erst als sie erkennen, dass der Schlüssel zu den Verbrechen tief in der Vergangenheit liegt, scheinen sie dem Täter endlich näher zu kommen. Doch der spielt in einem Netz aus Lügen, Geheimnissen und Verrat geschickt Katz und Maus mit den beiden Kommissaren.

Himmelstod (2)

Nur die Opfer kennen sein wahres Gesicht. Eine mysteriöse Frauenleiche wird im Berliner Grunewald gefunden. Schnell deutet alles auf den allseits beliebten Gunnar Thomasson als Täter hin. Doch der Mann ist spurlos verschwunden. Während die Kommissare Winter und von Heeren alles daransetzen, den Mörder der jungen Frau zu finden, kommen immer mehr grausame Einzelheiten über das Doppelleben des Mannes ans Licht. Doch das furchtbarste Geheimnis des Täters kennen die beiden Kommissare noch nicht - und ihre Ermittlungen werden zu einem tödlichen Wettlauf mit der Zeit.

Feuerskälte (3)

Nichts ist, wie es scheint - schon gar nicht das Böse. Ein tödliches Feuer weist unheimliche Parallelen zu einem Fall auf, der vor zehn Jahren die Berliner Mordkommission in ihren Grundfesten erschüttert hatte. Doch der Täter von damals sitzt im Gefängnis und die Kommissare Winter und von Heeren haben die unangenehme Aufgabe, bei ihren Kollegen alte Wunden aufreißen zu müssen, um die Hintergründe des Brandes zu klären. Als ein weiterer Mord geschieht, wird klar, dass der Fall vor zehn Jahren niemals wirklich gelöst wurde. Doch während Amaryllis Winter und Falk von Heeren mühevoll versuchen, die Geschehnisse hinter beiden Taten zu verbinden, ist der wahre Täter ihnen stets einen Schritt voraus - und er ist bereit, jeden zu töten, der hinter sein Geheimnis kommt.

Zornesopfer (4)

Zorn heilt keine Wunden. Die entstellte Leiche eines jungen Mädchens wird auf einer Parkbank am bekannten Berliner Kollwitzplatz gefunden. Die Mordkommission unter Leitung von Amaryllis Winter und Falk von Heeren hat kaum ihre Arbeit aufgenommen, als ein weiteres Mädchen verschwindet. Der Täter, von der Presse schnell als der „Mädchenfänger von

Berlin" bezeichnet, hinterlässt Angst und Schrecken in der Stadt – und jede Menge Spuren. Doch diese passen so wenig zusammen, dass die Kommissare bald einen schrecklichen Verdacht hegen …

Tränenstille (5)

Die Stille nach dem Mord ist tödlich. Ein ungewöhnlicher Notruf geht bei der Berliner Polizei ein: Eine junge Frau gibt an, ihren Mann mit einer Bratpfanne erschlagen zu haben. Was zunächst nach einer simplen Beziehungstat aussieht, entpuppt sich schnell als mysteriöser Mordfall, denn Hauptkommissarin Amaryllis Winter stößt auf immer mehr Ungereimtheiten in der Aussage der Täterin. Diese besteht jedoch beharrlich auf ihrer Version der Ereignisse. Als ein weiterer Mord geschieht wird klar, dass es noch zahlreiche weitere Opfer gibt – und noch sind nicht alle von ihnen tot.

Farbenmord (6)

Er würde für seine Kunst sterben - andere würden dafür töten. Die Kommissare Amaryllis Winter und Falk von Heeren werden in eine heruntergekommene Villa am Berliner Müggelsee gerufen. Im Wohnzimmer liegen vier Leichen - bestialisch ermordet mit einer Art Säbel. Schnell stoßen die Ermittler auf eine Verbindung, die in die Kunstszene führt und zu einem geheimnisvollen Gemälde, von dem niemand weiß, ob es wirklich existiert. Doch die wenigen Zeugen, die sie finden, widersprechen sich in ihren Aussagen. Fast droht die Suche nach dem Täter im Nichts zu verlaufen, als Amaryllis plötzlich feststellen muss, dass eine Spur in ihre eigene Vergangenheit führt.

Mädchenrache (7)

"Mein Spiel ist unfair. Und das soll es auch sein. Ich habe mein Spiel Mädchenrache genannt."
Eine mysteriöse Reihe von Hinweisen beschäftigt die Berliner Mordkommission: Verteilt über die ganze Stadt werden blutdurchtränkte Kleidungsstücke platziert, dazu das Graffiti des vermutlichen Opfers – doch eine Leiche wird nicht gefunden. Lebt die junge Frau vielleicht sogar noch? Während Amaryllis Winter und Falk von Heeren mit Hochdruck ermitteln, hinterlässt der Täter ihnen eine weitere Spur. Und die führt die beiden Kommissare direkt zu einem der grausamsten Serienmörder der deutschen Geschichte.

Cold Case:

Dein Traum ist mein Tod

"Mein Vater war ein Monster. Ein Monster, das ich vorbehaltlos geliebt habe." Ein totes Mädchen, das niemand vermisst und eine Sekte, die sich auf mysteriöse Weise selbst zerstört hat – gleich zwei ungelöste Mordfälle beschäftigen Hauptkommissarin Emma Bohn von der Brandenburger Polizei. Die Taten scheinen untrennbar verbunden und doch sprechen alle Fakten gegen einen Zusammenhang. Die Ermittlungen gestalten sich schwierig, denn alle Zeugen scheinen ihre eigene Agenda zu haben. Emma sieht sich bald einem Sumpf aus Lügen und Bestechung gegenüber, der immer undurchsichtiger wird, je tiefer sie in die Vergangenheit eindringt.

Alle Bücher von Caroline Parker können unabhängig voneinander gelesen werden.

Printed in Poland
by Amazon Fulfillment
Poland Sp. z o.o., Wrocław

20770711R10174